家庭服务业规范化服务就业培训指南

中国家庭服务业协会推荐

家政服务工程适用教材

养老护理员

（第2版）

万梦萍 匡仲潇 主编

U0352123

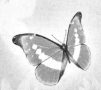

中国劳动社会保障出版社

图书在版编目（CIP）数据

养老护理员/万梦萍，匡仲潇主编. —2版. —北京：中国劳动社会保障出版社，2012

（家庭服务业规范化服务就业培训指南）

ISBN 978-7-5045-9718-2

Ⅰ.①养… Ⅱ.①万…②匡… Ⅲ.①老年人-护理学-技术培训-指南 Ⅳ.①R473-62

中国版本图书馆 CIP 数据核字（2012）第 140489 号

中国劳动社会保障出版社出版发行

（北京市惠新东街1号　邮政编码：100029）

出版人：张梦欣

*

北京市艺辉印刷有限公司印刷装订　新华书店经销

787毫米×1092毫米　16开本　14.25印张　239千字

2012年7月第2版　2024年4月第12次印刷

定价：28.00元

营销中心电话：400-606-6496

出版社网址：http://www.class.com.cn

家庭服务业规范化服务就业培训指南系列丛书

丛书顾问

韩　兵：中国家庭服务业协会法人代表、副会长

刘福合：国务院扶贫办政策法规司司长

丛书专家委员会（排名不分先后）

黎学清：中国老年事业发展基金会副秘书长

万建龙：江西省就业局局长

李国泰：广西壮族自治区就业局局长

丁建龙：四川省广元市劳动就业服务局局长

石　军：北京市门头沟区妇女联合会主席

滕红琴：北京市门头沟区妇女联合会副主席

薛大芃：中国家庭服务业协会副会长兼秘书长

庞大春：中国家庭服务业协会监事会会长

李大经：中国家庭服务业协会副会长、北京市家政服务协会会长

胡道林：中国家庭服务业协会副会长、宁波市家庭服务业协会会长、
　　　　海曙81890服务业协会会长

陈　挺：中国家庭服务业协会副会长、广东省家庭服务业协会会长

李春山：中国家庭服务业协会副会长、吉林省家庭服务业协会会长

杨志文：中国家庭服务业协会副会长、陕西省家庭服务业协会会长

沈　强：中国家庭服务业协会副会长、吉林农业大学人文学院院长、
　　　　家政学系教授

马燕君：中国家庭服务业协会培训部主任

黄学英：山东中医药高等专科学校护理系主任、教授

郭建国：中华育婴协会会长

董蕴丹：辽宁省家庭服务业协会会长

陈　华：湖北省家庭服务业协会会长

周珏民：上海家庭服务业行业协会副会长

曹　阳：辽宁省家庭服务业协会秘书长

孙景涛：深圳市家政服务网络中心总经理

卢震坤：深圳市家庭服务业协会秘书长

谢　敏：深圳市深职训职业培训学校校长

夏　君：全国服务标准技术委员会家庭服务工作组委员

本书编写人员

主编：万梦萍　　匡仲潇

参编：（排名不分先后）

滕红琴	刘 军	张 曼	万映桃	向春丽
刘权萱	蔡定梅	孙丽平	马秀华	马德翠
杨 丽	段青民	杨冬琼	柳景章	曹 阳
谢 敏	黄 河	林友进	林红艺	段利荣
段水华	陈 丽	贺才为	江美亮	滕宝红

序　言

随着国民经济的发展与人民生活水平的不断提高，人民群众对社会化家庭服务的需求越来越旺。党中央、国务院及各级政府十分重视家庭服务业的发展，为家庭服务业的发展指明了道路。温家宝总理2010年9月1日主持召开国务院常务会议，研究部署发展家庭服务业的政策措施，其中重点提出：加强就业服务和职业技能培训。《国务院办公厅关于发展家庭服务业的指导意见（国办发[2010]43号）》提出：把家庭服务从业人员作为职业技能培训工作的重点，以规范经营企业和技工院校为主，充分发挥各类职业培训机构、行业协会以及工青妇组织的作用，根据当地家庭服务市场需求和用工情况，开展订单式培训、定向培训和在职培训。

大力发展家庭服务业，不仅可以缓解就业压力，调整经济结构，促进经济平稳较快增长，而且可以满足人们日益增长的生活服务需求。当前，我国工业化、城镇化、市场化建设加速，既给家庭服务业的发展提供了最佳机遇，也将使累积的矛盾和问题重重呈现。这就需要我们从事家庭服务业相关工作的决策者、管理者、企业经营者，开动脑筋、发挥集体的智慧，积极探索行业发展规律，改进和创新工作方法，从行业发展、管理服务入手，紧紧抓住技能培训、促进就业等多个环节，系统总结和推广各地的好经验、好做法，提升从业者的就业素质和技能水平，提升行业管理水平，走出一条符合中国实际的家庭服务业发展道路。

"家庭服务业规范化服务就业培训指南"系列丛书第一套出版后，得到社会的广泛好评，更激励了作者及时总结经验，更新培训内容。第二版除根据家庭服务业的发展情况和读者的反馈，修订、补充了部分内容，还扩充了早教师、护工、催乳师等岗位。该系列丛书吸纳国际先进的培训体系，并结合我国家庭服务业实际，以提升从业人员的服务水平、专业技能为目的，立足于学用结合，体例简明，贴近广大从业人员的实际需求，通俗易懂，操作性强；以提高家庭服务企业的核心竞争力为目的，立足于精细化、标准化管理，贴近广大企业管理人员的实际需求，高效实用。

在这套丛书即将出版之际，我真诚希望家庭服务行业的同行、家庭服务理论研究工作者和广大家庭服务从业人员，对丛书提出宝贵意见，也希望这套丛书能对中国家庭服务业的培训工作起到很好的指导作用，为国家相关部门在家庭服务政策研究、行业规范工作方面提供一定的帮助。

中国家庭服务业协会法人代表、副会长

韩兵

二○一一年九月二十一日

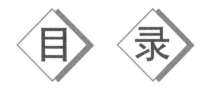

目　录

第一章　养老护理员岗位认知

第二章　家庭护理常识

第三章　老人生活照料

第四章 老人安全保护

第五章　老人心理健康护理

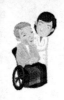
第六章　老人疾病与临终护理

第一章

养老护理员岗位认知

 本章学习目标:

1.了解养老护理员的工作内容、职业方向及职业前景。

2.了解养老护理员的基本素质与技能要求。

3.掌握养老护理员的职业守则。

4.掌握养老护理员职业工作须知。

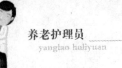

第一节　养老护理员职业认识

一、养老护理员的工作内容

养老护理员是指对老人生活进行照料、护理的服务人员。养老护理的基本任务是根据老人的生理和心理特点及社会需要，为老人提供日常生活照料、疾病护理、心理护理等常用护理技术。

据世界卫生组织报道，中国已经提前进入老龄化社会，现有年龄在60岁以上的老年人数已达2.3亿，占全国人口的15%，这一比例还将大幅增加。因此，养老护理员也就成为新的热门职业。为使此行业更加规范，国家有关部门根据相关规定制定了《养老护理员国家职业技能标准》，今后凡从事老年护理工作的人员均要通过专业培训，取得职业资格证书后才能上岗。

二、养老护理员的就业方向

养老护理员的就业方向有：

（1）就职于医院、社区医疗部门、养老院、个体医疗机构。针对老年群体提供整体护理服务。

（2）自主创业，开设养老服务机构。针对老年群体进行养老照顾服务及指导工作。

（3）居家对特殊老年群体提供家庭养老服务。

三、养老护理员的职业前景

随着我国人口老龄化进程的加快，人们养老理念的改变，越来越多的老人进入养老机构，这就要求养老机构能够拥有一支技术过硬的护理队伍。许多人才中介机构看中养老事业广阔的发展前景，纷纷与养老机构洽谈合作，招聘经过培训后取得资格证书的养老护理员；同时还有许多市民直接聘请有经验的养老护理员入户照顾和护理老人。在这种大背景下，经过培训的合格护理员成为名副其实的

"香饽饽"。当前我国持证的专业养老护理员紧缺，缺口为260万名左右。

第二节 养老护理员任职要求

一、基本素质要求

（一）具备一定的基本知识

养老护理员必须掌握以下基本知识：

1.老人护理基础知识

具体包括老人生理、心理特点，老人的护理特点，老人的常见疾病，老人的营养需求，养老护理员职业工作须知。

2.老人护理相关法律、法规知识

具体包括老人权益保障法的相关知识，劳动法的相关知识，其他相关法律、法规。

（二）健康的心理素质

具备良好的心理素质，是做好护理工作的保障。

1.观察能力

观察能力是优秀护理员的重要心理素质之一。护理员需通过自己的感觉器官和自身知识，了解老人病情特点，不仅可以根据老人呼吸、脉搏、体温、血压、皮肤颜色等生理指标获取信息，还应从老人（病人）的表情、举止中去发现他们的内心活动，预感其痛苦和需求。

2.独立思维能力

护理员的工作大部分需要个人独立完成，这就要求护理员有较强的独立思维能力，能对病人病情的发生、发展做到心中有数，沉着应对，忙而不乱。

（三）良好的人际沟通能力

护理工作需要与社会及老人（病人）家庭成员打交道，这就要求护理员不断

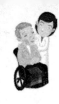
增强语言表达能力，学会与服务对象及其他人员友好相处，在工作中以诚相待，善于与他人协作完成任务。

在护理过程中，护理员与老人接触时间最长，如果能与老人建立良好的人际关系，将有利于护理工作的顺利进行，同时也有利于老人的身心健康。

（四）健康的生活方式

一名合格的护理员必须有健康的生活方式，能自觉调控自己的行为与情绪，能以一种良好的心理状态投入到工作中，使老人受到感染，体验到积极向上的心境，从而有利于他们的身心健康。

二、技能要求

养老护理员在日常护理工作中必须具备娴熟的技术。护理操作能力是从事护理工作的基本能力，其熟练程度和准确程度是护理专业技能素质的重要体现。

养老护理员分为初级、中级、高级和技师四个级别，不同级别有不同的技能要求。

（一）初级

初级养老护理员的技能要求

序号	职业功能	工作内容	技能要求
1	生活照料	清洁卫生	（1）能完成老人的晨、晚间照料 （2）能帮助老人清洁口腔 （3）能帮助老人修剪指（趾）甲 （4）能为老人洗头、洗澡，以及进行床上浴和整理仪表仪容 （5）能为老人更衣，更换床单，清洁轮椅，以及整理老人衣物、被服和鞋等个人物品 （6）能预防褥疮
		睡眠照料	（1）能帮助老人正常睡眠 （2）能分析造成非正常睡眠的一般原因并予以解决
		饮食照料	（1）能协助老人完成正常进膳 （2）能协助老人完成正常饮水 （3）能为吞咽困难的老人进食、给水

续表

序号	职业功能	工作内容	技能要求
1	生活照料	排泄照料	（1）能协助老人正常如厕 （2）能采集老人的二便常规标本 （3）能对呕吐老人进行护理照料 （4）能配合护士照料二便异常的老人
		安全保护	（1）能协助老人正确使用轮椅、拐杖等助行器 （2）能对老人进行扶抱搬移 （3）能正确使用老人的其他保护器具 （4）能预防老人走失、摔伤、烫伤、互伤、噎食、触电及火灾等意外事故
2	技术护理	给药	（1）能配合医护人员协助完成老人的口服给药 （2）能配合医护人员协助保管老人的口服药
		观察	（1）能测量老人的液体出入量 （2）能观察老人的皮肤、头发和指（趾）甲的变化 （3）能对不舒适老人进行观察
		消毒	（1）能用常规消毒方法对便器等常用物品进行消毒 （2）能进行天然消毒和简单隔离
		冷热应用	会使用热水袋、冰袋
		护理记录	（1）能读懂一般的护理文件 （2）能进行简单的护理记录
		临终护理	（1）能协助解决老人临终的身体需求 （2）能完成遗体料理及终末消毒

（二）中级

中级养老护理员的技能要求

序号	职业功能	工作内容	技能要求
1	生活照料	清洁卫生	（1）能为特殊老人清洁口腔 （2）能为老人灭头虱、头蚊 （3）能照料有褥疮的老人
		睡眠照料	（1）能照料有睡眠障碍的老人 （2）能分析造成非正常睡眠的特殊原因并予以解决

续表

序号	职业功能	工作内容	技能要求
1	生活照料	饮食照料	（1）能协助医护人员完成高蛋白等治疗饮食的喂食 （2）能协助医护人员完成导管喂食
2	技术护理	给药	（1）能配合医护人员为褥疮老人换药 （2）能配合医护人员完成吸入法给药
		观察	（1）能测量老人的体温、脉搏、血压、呼吸 （2）能对老人呕吐物进行观察 （3）能协助医护人员完成各种给药后的观察 （4）能观察濒临死亡老人的体征
		消毒	（1）能用常用物理消毒方法进行消毒 （2）能用常用化学消毒方法进行消毒 （3）能进行传染病的隔离
		冷热应用	能给老人进行温水擦浴和湿热敷
		护理记录	（1）能正确书写老人护理记录 （2）能对特殊老人护理进行记录 （3）能对护理文件进行保管
		急救	能对外伤出血、烫伤、噎食、摔伤等意外及时报告并做出初步的应急处理
		常见病护理	能配合医护人员完成对老年人高血压病、冠心病、中风、帕金森病、糖尿病、退行性关节炎、痛风、便秘、老年性痴呆症等常见病的护理
3	康复护理	肢体康复	（1）能配合医护人员帮助特殊老人进行肢体被动运动 （2）能配合医护人员开展常用作业疗法 （3）能指导老人使用各类健身器材
		闲暇活动	能组织老人开展小型闲暇活动
4	心理护理	沟通与协调	（1）能对老人的情绪变化进行观察，并能与老人进行心理沟通 （2）能对老人人际交往中存在的不和谐现象与矛盾进行分析指导 （3）能协助解决临终老人的心理与社会需求

（三）高级

高级养老护理员的技能要求

序号	职业功能	工作内容	技能要求
1	技术护理	急救	（1）能进行心脏按压和人工呼吸 （2）发生意外后，能进行止血、包扎、固定和搬运
		危重病护理	（1）能协助医护人员观察与护理危重病老人 （2）能协助医护人员护理昏迷老人
		健康教育	（1）能对老年人常见病、多发病和传染病进行咨询与预防指导 （2）能对老年人的生活习惯进行健康指导
2	康复护理	康复训练	（1）能对老人的一般康复效果进行测评 （2）能完成群体康复计划的实施 （3）能完成个体康复计划的实施
		闲暇活动	（1）能组织老人开展各类兴趣活动 （2）能参与组织较大型文体娱乐活动
3	心理护理	心理保健	能向老人宣讲心理保健知识
		情绪疏通	（1）能对老人忧虑、恐惧、焦虑等不良情绪进行疏导 （2）能与老人进行情感交流并予以心理支持
4	培训与指导	护理培训	能对初级养老护理员进行基础培训
		操作指导	能对初级养老护理员的实践操作给予指导

（四）技师

技师的技能要求

序号	职业功能	工作内容	技能要求
1	技术护理	环境设计	（1）能对老人护理环境进行设计 （2）能制订改善老人护理环境的方案
		护理计划	（1）能制订老人护理计划 （2）能检查老人护理计划的实施

续表

序号	职业功能	工作内容	技能要求
1	技术护理	技术创新	（1）能在养老护理技术方面进行创新 （2）能选择、论证、申报养老护理科研课题 （3）能参与养老护理科研成果的鉴定与推广
2	培训与指导	护理培训	能制订养老护理员的培训计划
		操作指导	能对养老护理操作中的各类疑难问题进行示范、指导
3	护理管理	组织管理	（1）能制订养老护理员岗位职责和工作程序 （2）能对养老护理管理方案予以实施与控制
		质量管理	（1）能制订养老组织护理质量控制方案 （2）能对养老组织护理技术操作规程的实施进行管理 （3）能对养老组织护理质量的实施进行管理 （4）能运用现代办公设备进行管理 （5）能撰写养老护理与管理的论文

第三节　养老护理员职业规范

一、养老护理员的职业守则

（一）尊老敬老

养老护理员在工作中要处处为老人着想，在实际行动中体现以老人为本的服务理念，使老人从养老护理员的工作中感受到你的尊敬与关怀。

（二）服务第一

养老护理员的工作对象是老人，为老人服务是第一位的。老人的需要就是对养老护理员的要求，时时处处为老人着想，急老人所急，想老人所想，全心全意为老人服务是养老护理员职业素质的基本要求。只有树立"服务第一"的思想，将其作为工作行为的指导，并落到实处，才能赢得信任和社会赞誉。

（三）遵章守法、自律奉献

这一守则总的要求是：爱国守法、明礼诚信、团结友善、勤俭自强、敬业奉献。

1.遵章守法

首先，树立严格的法制观念，认真学习和遵守国家的法律、法规，特别是有关尊老、敬老和维护老人权益的法律、法规，使自己的一言一行，都符合法律、法规的要求，做遵章守法的好公民。其次，要遵守社会公德，遵守社会活动中最简单、最起码的公共生活准则。最后，要遵守养老护理员的职业道德和工作须知，爱老、敬老，热忱地为老人服务。

2.自律奉献

首先，严格要求自己，一事当前先为老人着想，把为老人服务作为准则。其次，积极进取，刻苦钻研，努力学习和掌握工作技能，不断提高养老护理工作的质量。

二、养老护理员职业工作须知

（一）礼仪须知

礼仪是指人们在社会交往活动中共同遵循的，最简单、最起码的道德行为规范，是一个人文化修养、精神面貌的外在表现。一个人在社会生活中要与他人接触，其礼仪的表现将会使他人产生很强的知觉反应，能给人留下深刻的印象。良好的礼仪修养能强化人际间的沟通，建立良好的人际关系；反之，不但会损害自己的形象，而且会影响人际关系。养老护理员必须遵守以下礼仪要求：

1.着装整洁、庄重大方

养老护理员的工作对象往往是具有丰富的社会经验和阅历的老人，他们见多识广，一般都有良好的审美观，所以养老护理员在工作中一定要注意着装、修饰、行为举止和个人卫生。

（1）服装要清洁、整齐，在养老机构应着工作装，若在老人家庭工作则服装要庄重、大方、合体，夏天着衣不可过多地裸露，衣服要经常清洗、晾晒，以保持整洁。

（2）梳短发时头发以在颈部以上为宜，留长发的养老护理员工作时应把头发梳成发辫。

（3）经常修剪指甲，不留长指甲和染彩色指甲，过长的指甲和色彩鲜艳的指甲，不但会藏匿细菌，也会给老人带来不良刺激，甚至在工作中会不慎损伤老人的肌肤。

（4）应淡妆上岗，切不可浓妆艳抹和佩戴指环上岗，以防指环引发老人的交叉感染或身体的损伤。

2.举止端庄、得体

举止是指人的动作、表情。日常生活中的一举一动、一颦一笑都可以称为举止。养老护理员应举止得体，具体要求如下：

（1）站立的姿势要端正、挺拔。

（2）走姿步态要轻快、稳健。

（3）坐姿要端正。

（4）穿着整齐干净。

（5）礼貌待人。

（6）态度要真诚和蔼。

（二）工作须知

1.老人生活困难较多，照顾时要有耐心

（1）日常生活自理困难者较多，需要精心照料。

✓保持老人身体清洁。一些高龄、患病的老人在日常生活中不能保持个人的清洁卫生，需要养老护理员的帮助。

✓每日护理。早晚要帮助老人洗脸、刷牙；对于戴有活动假牙的老人，要注意假牙的护理；每晚睡前要为老人洗脚，天气热时还要为老人擦身或洗澡。

✓每周护理。每周要为老人洗头、洗澡1～2次，内衣、床单换洗1～2次。衣服、被褥若被打湿或弄脏要及时更换，以保持皮肤的清洁卫生。

（2）注意预防褥疮。

✓对于自己不能活动或长期卧床的老人，要保持床铺平整、清洁，定时更换卧位，一般2小时翻身一次。

✓协助老人翻身后要观察老人的皮肤有无褥疮。

✓对肢体瘫痪、大小便失禁的老人要随时协助其更换床单、被褥，以保持老人身体的清洁和舒适，避免发生褥疮。

（3）细心照顾老人的衣着。

✓老人的衣着要合体保暖。

✓老人外出时要戴帽子。冬季可避免受凉，夏季可遮挡阳光。

✓老人鞋袜要舒适。夏天适宜穿轻便、宽松或软牛皮便鞋，冬季适宜穿保暖性能好、轻便、防滑的棉鞋，老人的袜子应为宽口的棉制品。

2.对老人的饮食照顾要周到

（1）饮食照顾要周到。老人由于牙齿的松动或缺失，对较硬的食物咀嚼困难，吃饭慢，食量少，常常饭没吃完就凉了。养老护理员要及时发现，将饭菜重新加热，食物应煮得软烂、可口。

（2）设法满足老人营养需要。有的老人味觉与嗅觉功能减退，常感到食物没有味道，影响食欲和进食量，但老人又不能吃过多的盐及糖类，此时养老护理员不但要满足老人的营养需求，还要设法使老人增加进食量，享受进食的愉悦。

（3）注意进食的安全。对不能自理的老人，养老护理员要帮助老人进食。

3.对老人排泄的照顾要熟练、耐心

老人活动少，肠蠕动减慢，再加上平时进食、饮水不足，食物过于精细，容易发生便秘，因饮食不当或疾病又易导致腹泻；个别老人因衰老、疾病或肛门、尿道括约肌的神经功能失调易造成大小便失禁等。因此，养老护理员在照顾老人排泄时应熟练耐心。

4.老人易发生睡眠障碍，需仔细观察和照顾

（1）老人的睡眠时间要充足。健康的老人每天需要有 8 小时以上的睡眠，70 ~ 80 岁的老人每天睡眠应在 9 小时以上，80 ~ 90 岁的老人睡眠时间应在 10 小时以上。

（2）及时发现老人睡眠障碍。睡眠障碍是老人经常发生的健康问题，如失眠、早醒、入睡难等。

5.老人感官系统的功能下降，需要特殊照顾

老人的视力、听力减退，使老人与外界的沟通困难，长此以往会对老人的身心健康造成不良影响。养老护理员要设法帮助老人弥补因视力、听力减退造成的困难。

6.老人安全保护

（1）注意环境的安全设施。在布置老人室内及室外环境时，应注意老人的安

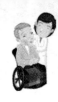

全，如取暖、用电、沐浴、室内家具、物品等，要从老人的需要考虑，以防不慎造成老人的损伤；养老护理员要强化安全意识，对自理困难的老人要避免其坠床，使用热水袋的老人要防止其烫伤。

（2）了解老人的心理状态。有的老人不服老或是怕麻烦别人，生活中的事情愿意自己动手去做，但又常常不能控制自己的姿势，如自己上凳子、爬高取放物品而发生跌倒摔伤等意外。因此，养老护理员照顾老人时，应根据具体情况给予照顾。

（3）做好老人活动时的安全照顾。身体健康的老人经常在室内和户外活动，这有益于老人的身心健康。要选择天气晴朗时外出活动，外出时间不要太长，每次 30 分钟到 1 小时，每日 2 次，以防老人疲劳。提醒外出老人走路要慢，注意安全，并一直陪伴在身边，以防发生意外。

（4）进食中预防误吸、误服。老人在进食、饮水时易发生呛咳、噎食或误食等情况，养老护理员要特别注意。在老人进食、饮水时做好指导，进食应采取坐位或半坐位，对不能坐起的老人将上半身抬高 30° ～ 50° 再进食，以防呛咳、误吸。

7.要注意预防感染

老人免疫功能下降，易发生感染性疾病。老人机体免疫功能下降，感染性疾病的发生率明显高于年轻人，尤其是呼吸系统与泌尿系统感染性疾病，因此，在对老人的照顾中要注意预防感染。

（1）注意老人的保暖。

（2）重视口腔及身体各部位的清洁卫生。

（3）经常对老人的生活环境进行清洁。

（4）注意饮食卫生，餐前、便后为老人洗手。

（5）指导老人不要随地吐痰、注意经常洗手等。

（6）能自理的老人要鼓励其锻炼身体，以增强抗病能力，预防疾病。

（7）养老护理员在照顾老人前后也要认真洗手。

8.随时注意观察老人的身体状况

老人机体反应能力下降，患病后常没有典型的临床症状，使得老人患病不易被及时发现，也容易被忽略或误诊，从而不能及时治疗，延误了病情。因此养老护理员应随时注意观察老人的身体状况，如发现异常表现，即使是最细微的表现，也要引起重视。

三、养老护理员必知法律知识

（一）公民的权利和义务

1.公民的权利

我国现行宪法规定了公民享有广泛的权利和自由，主要有：

（1）在法律面前人人平等。

（2）选举权和被选举权。

（3）言论、出版、集会、结社、游行、示威的自由。

（4）宗教信仰自由。

（5）人身权。任何公民，非经人民检察院批准或者决定或者人民法院决定，并由公安机关执行，不受逮捕。禁止非法拘禁和以其他方法非法剥夺或者限制公民的人身自由，禁止非法搜查公民的身体。

（6）人格权。禁止用任何方法对公民进行侮辱、诽谤和诬告陷害。

（7）通信自由。

（8）批评、建议、申诉、控告、检举权。

（9）劳动就业和获得社会保障的权利。

（10）受教育的权利。

（11）对妇女、未成年人、老年人等特殊主体权利的保护等。

2.公民应履行的义务

我国现行宪法规定了公民应履行的义务，主要有：

（1）维护国家统一和全国各民族的团结，维护祖国的安全、荣誉和利益的行为。

（2）遵守宪法和法律，保守国家秘密，爱护公共财产，遵守劳动纪律，遵守公共秩序，尊重社会公德。

（3）依照法律服兵役和参加民兵组织。

（4）依法纳税。依法纳税是公民应尽的一项基本义务。

（5）计划生育。

（6）参加劳动和接受教育。劳动和受教育既是公民享有的权利，也是公民应尽的义务。

（二）劳动法常识

劳动法是调整劳动关系以及与劳动关系密切相联系的其他社会关系的法律规

范的总称。养老护理员应重点掌握的是劳动合同方面的知识。只有掌握这些方面的知识，养老护理员才能在签订和解除劳动合同时，做到心中有数、知法守法，维护自身合法权益。

1.有关劳动合同方面的知识

养老护理员要明确劳动合同的定义。劳动合同，是劳动者与用人单位确立劳动关系、明确双方权利和义务的书面协议。

建立劳动关系应当订立劳动合同。劳动合同的主体，一方是劳动者，一方是用人单位。签订劳动合同的目的是为了确定合同双方之间的劳动关系。劳动合同的内容在于明确双方在劳动关系中的权利和义务以及违反合同的责任。劳动合同是诺成性的、有偿的双务合同。

（1）劳动合同的形式。劳动合同的形式是指订立劳动合同的方式。劳动合同的形式一般有书面形式和口头形式两种。

（2）劳动者提出解除劳动合同的时间要求。养老护理员要与家政公司解除劳动合同时，要了解相关知识，做到知法办事，从而可以保护自己的权益不受侵犯。养老护理员要明了提出解除劳动合同的时间要求，做到知法守法。其具体包括两方面：

提出解除劳动合同的时间要求

序号	时间	说　明
1	预告解除	劳动者解除劳动合同，应当提前30日以书面形式通知用人单位。劳动者无需说明任何法定事由，只需提前告知用人单位即可解除劳动合同
2	无需预告解除	劳动者不需要预先告知用人单位，只需具备法律规定的正当理由，劳动者可随时通知用人单位解除劳动合同。在无需预告解除中有下列情形之一的，劳动者可以随时通知用人单位解除劳动合同： （1）在试用期内的 （2）用人单位以暴力、威胁或者非法限制人身自由的手段强迫劳动的 （3）用人单位未按照劳动合同约定支付劳动报酬或者提供劳动条件的

（3）用人单位不得解除劳动合同的条件。养老护理员要掌握用人单位不得解

除自己的劳动合同的条件。

《劳动法》第二十九条规定，劳动者有下列情形之一的，用人单位不得依据本法第二十六条、第二十七条的规定解除劳动合同：

——患职业病或者因工负伤并被确认丧失或者部分丧失劳动能力的。

——患病或者负伤，在规定的医疗期内的。

——女职工在孕期、产期、哺乳期内的。

（4）解除劳动合同的经济补偿。养老护理员要掌握解除劳动合同时所应得的经济补偿，才能做到心中有数。其定义是指因解除劳动合同而由用人单位给予劳动者的一次性经济补偿。根据劳动法规定，其具体的补偿方法如下：

解除劳动合同的经济补偿

序号	条件	补偿方法
1	当事人协商一致，用人单位解除劳动合同的	经济补偿按劳动者在本单位工作的年限，每满1年支付1个月工资的标准向劳动者支付。6个月以上不满1年的，按1年计算；不满6个月的，向劳动者支付半个月工资的经济补偿 劳动者月工资高于用人单位所在直辖市、设区的市级人民政府公布的本地区上年度职工月平均工资3倍的，向其支付经济补偿的标准按职工月平均工资3倍的数额支付，向其支付经济补偿的年限最高不超过12年
2	劳动者不能胜任工作	劳动者不能胜任工作、经过培训或者调整工作岗位后仍不能胜任工作的，用人单位要解除劳动合同的。用人单位应按其在本单位的工作年限，每满1年发给其相当于1个月工资的经济补偿金，最多不超过12个月
3	劳动者患病或者非因工受伤	劳动者患病或者非因工受伤，经劳动鉴定委员会确认不能从事原工作，也不能从事用人单位另行安排的工作而解除劳动合同的。用人单位应按其在本单位的工作年限，每满1年发给其相当于1个月工资的经济补偿金；同时还应发给其不低于6个月工资的医疗补助金。患重病或者绝症的，还应增加医疗补助费。患重病的增加部分不低于医疗补助费的50%，患绝症的增加部分不低于医疗补助费的100%
4	因客观原因或用人单位破产	因为客观原因劳动合同解除的；或者用人单位因破产整顿、生产经营状况严重困难必须裁员的。用人单位应按劳动者在本单位的工作年限，每满1年发给其相当于1个月工资的经济补偿

2.养老护理员在签合同时的注意事项

在家政服务领域，由于法律和制度的欠缺，存在一些不规范的情况。现实中，既有员工式的家政服务公司与养老护理员签订劳动合同，又有护理员经过中介组织或者直接与雇主签订雇佣劳动合同的情况。这两种不同的情况适用的法律有所不同。因此养老护理员必须注意：

（1）养老护理员与家政公司签订的劳动合同。员工式的家政公司（即养老护理员是家政公司工作职员的企业形式）从性质上应认定为向社会提供家政服务劳务的营利企业。养老护理员同家政公司之间签订的必须是书面劳动合同。该劳动合同的一方是家政公司，另一方是家政服务人员。双方应就合同的必备条款写清楚，包括劳动合同期限、工作内容、劳动保护和劳动条件、劳动报酬、劳动纪律、劳动合同终止条件、违反劳动合同的责任。口说无凭，立字为据。这样在产生纠纷之后，有利于分清双方的权利和义务，从而确定责任的划分，便于解决纠纷。

（2）养老护理员直接与雇主签订的合同。现实生活中，有一些家政服务中介组织，为养老护理员联系服务的家庭，收取介绍费。养老护理员可以通过中介组织与雇主签订雇佣劳动合同，或者养老护理员直接同雇主签订劳动合同。

在这种情况下，养老护理员与雇主之间可能签订书面合同，也可能只是口头劳动协议，两种形式都可以。但是，口头合同在发生纠纷之后往往因无书面证据，不能很好地分清事实、解决纠纷，从而很难保护当事人的利益。所以，应该倡导签订书面合同，以书面的形式明确各自的权利和义务，以防患于未然，进而减少纠纷发生。养老护理员和雇主之间有口头劳动协议，产生纠纷后雇主不承认的，只要存在家政服务的事实就可认定为事实合同，来确认双方的权利和义务关系。

3.家政服务中服务人员所受损害的赔偿

社会中风险无处不在，家政服务也存在风险。2003年，深圳一名保姆在给雇主擦窗子时从楼上摔下，摔断了腰椎，造成高位截瘫。这种伤害是严重的，当然还有其他的各种各样的伤害。养老护理员受到伤害如何获得赔偿？这与劳动服务合同的性质紧密相连。

（1）家政公司的服务员受损的赔偿。家政公司和服务人员签订了合法的劳动协议，应该以《劳动法》的规定处理。家政公司应该给员工缴纳工伤保险，出险之后由保险公司负责理赔。2011年1月1日实施的由国务院修订颁布的《工伤保险条例》第二条规定："中华人民共和国境内的企业、事业单位、社会团体、民办非企业单位、基金会、律师事务所、会计师事务所等组织和有雇工的个体工商户（以下称用人单位）应当依照本条例规定参加工伤保险，为本单位全部职工或者雇工（以下称职工）缴纳工伤保险费。中华人民共和国境内的企业、事业单位、社会团体、民办非企业单位、基金会、律师事务所、会计师事务所等组织的职工和个体工商户的雇工，均有依照本条例的规定享受工伤保险待遇的权利。"由此可见，家政服务公司必须为其员工缴纳工伤保险费。

（2）非家政公司的服务员受损的赔偿。现实生活中，养老护理员通过中介组织或者直接与雇主签订书面或者口头劳务合同形成的雇佣关系并不能由《劳动法》调整。在这种情况下，服务员在工作中受到损害，应该按照雇工的相关规定来处理。依据最高人民法院颁布2004年5月1日施行的《关于审理人身损害赔偿案件适用法律若干问题的解释》第十一条第一款规定："雇员在从事雇佣活动中遭受人身损害，雇主应当承担赔偿责任。雇佣关系以外的第三人造成雇员人身损害的，赔偿权利人可以请求第三人承担赔偿责任，也可以请求雇主承担赔偿责任。雇主承担赔偿责任后，可以向第三人追偿。"第十一条第三款规定："属于《工伤保险条例》调整的劳动关系和工伤保险范围的，不适用本条规定。"也就是说，家政公司的员工之外的直接给雇主服务的养老护理员受到人身损失，必须由雇主承担赔偿责任；由第三人的原因造成雇员损害的，雇员可以选择由雇主或者第三人承担赔偿责任；雇主承担责任后，可以要求第三人赔偿自己的损失。

（三）老年人权益保障法常识

《老年人权益保障法》全称是《中华人民共和国老年人权益保障法》，它是以我国的根本大法《宪法》为依据的，是我国第一部保护老年人合法权益和发展老龄事业相结合的专门法律。

1.《老年人权益保护法》的知识

本法规定的老年人是60周岁以上的公民。

家庭服务员应明确老年人的权益也是受国家保护的，从而才能在照顾老年人的过程中尊重老年人的合法权益，做到知法守法。其具体内容在《老年人权益保护法》中是这样规定的：

（1）老年人合法权益受到侵害的，被侵害人或者其代理人有权要求有关部门处理，或者依法向人民法院提起诉讼。人民法院和有关部门，对侵犯老年人合法权益的申诉、控告和检举，应当依法及时受理，不得推诿、拖延。

（2）以暴力或者其他方法公然侮辱老年人、捏造事实诽谤老年人或者虐待老年人，情节较轻的，依照治安管理处罚条例的有关规定处罚；构成犯罪的，依法追究刑事责任。

（3）家庭成员有盗窃、诈骗、抢夺、勒索、故意毁坏老年人财物，情节较轻的，依照治安管理处罚条例的有关规定处罚；构成犯罪的，依法追究刑事责任。

2.养老护理员的注意事项

养老护理员在照顾老年人时必须注意以下事项：

（1）尊重老年人的合法权益。

（2）不可以暴力或其他方法侮辱老年人。

（3）不可虐待老年人。

（4）不可诈骗、故意毁坏老年人的财物。

本章习题：

1.养老护理员的基本任务是什么？

2.养老护理员的职业方向在哪里？

3.养老护理员必须具备哪些基本素质？

4.简述不同级别的养老护理员的技能要求。

5.养老护理员的职业守则是什么？

6.养老护理员在礼仪方面有什么要求？

7.养老护理工作中须注意什么？

8.《老年人权益保障法》中对老年人的权益有哪些具体规定？

第二章

家庭护理常识

 本章学习目标：

1.掌握各项生命体征（如体温、脉搏、呼吸、血压等）的测量与观察。

2.学会观察老人的病情并做好护理记录。

3.了解如何购买消毒剂，掌握家庭消毒的方法。

4.了解老人用药的原则，掌握各种给药的方法与操作步骤。

5.掌握家庭常见治疗技术（如冷敷、热敷、蒸汽吸入法、拔火罐、止血、吸氧、刮痧等）的操作方法。

第一节 生命体征的测量与观察

一、怎样测量体温

（一）人的正常体温

人体的正常体温范围：口测法在36.2～37.2℃，腋测法在36～37℃，肛测法在36.5～37.5℃。

37.4～38℃为低热，38℃以上为高热。

人的体温虽然比较恒定，但人类个体之间的体温有一定的差异，少数人的标准体温可低于36.2℃，也可高于37.3℃。即使同一人体温在一日内也不是完全一样的，昼夜间体温的波动可达1℃左右。

在正常情况下，人的体温在清晨2：00—6：00时最低，下午4：00—8：00时最高，但变动范围应在0.5～1℃之间。同时，进食后、运动或劳动时、情绪波动时体温会上升，在睡眠、饥饿、禁食、卧床休息时体温会下降。老人因活动量少，机体代谢率低，体温比正常成年人略低。

（二）体温计

体温计由玻璃制成，里边装有水银柱；水银遇热上升的刻度就是体温度数，一般分为口表和肛表。此外，还有电子体温计，如图所示。

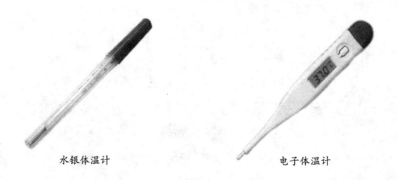

水银体温计   电子体温计

（三）测量体温的准备

（1）测量体温30分钟前应充分休息，避免喝水、进食、洗澡、擦浴、热敷、体力活动、情绪激动等。

（2）测量体温前，应用拇指和食指握紧体温计上端，手腕急速向下向外甩动，将水银柱甩到35℃以下。甩时要注意四周，避免将体温计碰破。

（四）腋下测温

腋下测温时，对出汗多的老人要先擦去腋窝部的汗水，再把体温计的水银端放入腋窝深处，水银端不能伸出腋窝外，让老人屈臂，夹紧体温计，10分钟后取出，读数。

特别提示

在体温计及皮肤之间不能夹有内衣或被单，以免影响测量结果。

（五）肛门测温

（1）在体温计水银端涂少量油类润滑。

（2）病人侧卧，或平卧屈膝，将体温表的水银端慢慢以旋转方式插入肛门3～5厘米。

（3）用手握住体温计的上端，以防脱落折断，3分钟后取出，用软手纸将体温计擦净，再用酒精棉球擦净消毒。

（4）读数。

（六）口腔测温

（1）将体温计的水银端放在老人舌下，嘱咐老人闭紧口唇，但牙齿不要咬合。如果老人口唇闭合不紧，可轻柔地帮助其闭紧。

（2）3分钟后取出，读数。

测完体温，用冷水及肥皂清洁体温计，切忌用热水冲洗，以免损坏，擦干后插入表套中存放。传染病人体温计要专用，用后浸泡在70%酒精或60°白酒中消毒半小时。

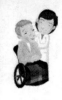

特别提示

1. 吃冷、热食或吸烟后半小时才能测口腔温度。

2. 严冬季节从室外进屋15分钟后再行测量，以免影响测温的准确。

3. 患口腔疾病的、昏迷的老人不宜测口腔温度。

4. 千万注意提醒老人不要用牙齿咬体温计，以免折断体温计造成水银逸出或断端损伤口腔黏膜。

（七）怎样读体温计

1. 读取常规体温计上的读数

背光站立，用拇指和食指拿好体温计，左右转动，直到看清水银柱为止。从侧面看可以看到一条细线，如果从正面看，可以看到一条粗线，粗线顶端所指的刻度即表示体温，旁边的数字即为读数。

2. 读取数码体温计上的读数

从显示数字中直接读取，有的数码体温计上还有记忆功能。

二、怎样数脉搏

（一）正常脉搏

脉搏是左心室收缩，血液经动脉系统流动时所产生的波动感觉。

脉搏多快为正常呢？各个年龄段脉搏的标准是不同的。1岁的孩子，每分钟120～140次；2～4岁，每分钟100～120次；5～10岁，每分钟90～100次；11～14岁，每分钟80～90次；成年人每分钟70～80次。老人脉搏稍慢。

成年人脉搏每分钟少于60次是心动过缓（运动员脉搏有时也在60次以下，是心脏健康有力的表现）。如果超过100次则是心动过速。

体力活动或情绪激动时，脉搏可暂时增快，发烧时脉搏也会增快，一般情况下体温每增高1℃，脉搏增加10～20次。但伤寒病人例外，虽然发烧体温很高，脉搏并不加快，这叫相对缓脉。贫血、剧痛、甲亢的病人，虽不发烧，脉搏也会很快。

正常人的脉搏有力而富有弹性，很容易在手腕掌面外侧跳动的桡动脉上摸到。如果病人有大出血或病情严重时，脉搏就会很微弱，甚至摸不到。有些疾病如高血压、动脉硬化，脉搏强而硬，而且没有弹性。

正常人脉搏快慢节奏是有规律的，如果忽快忽慢，或时有时无，叫做心律失常。如果经常出现这种现象，应该去医院检查诊治。

（二）数脉搏的准备工作

（1）数脉搏以前，如果老人进食、运动、劳动或过度兴奋，应让其休息10～20分钟。

（2）让老人平卧或坐着，手臂放松，放在适当位置。

（三）测脉搏的方法

1.测脉搏的部位

测脉搏常选用较表浅的动脉，靠拇指一方的桡动脉是最方便和常采用的部位，其他如颈动脉（在脖子的侧面）、颞浅动脉（靠近外耳道与耳轮处）或足背动脉也可采用。

2.用物

手表或秒表、笔和记录本。

3.数脉搏

数脉搏时将食指、中指、无名指（即第2、3、4指）指端并排放在动脉上，压力大小以能摸清楚动脉搏动为限。一般病人计数半分钟，并将所测得数值乘2即为每分钟的脉搏数。

特别提示

不能用拇指数脉，因拇指本身的动脉较表浅，易与他人的脉搏混淆。把脉时手指要轻柔，不可太用力下压。不要在患肢上测量脉搏。每次测量后要记录。

（四）测脉内容

1.速率

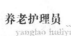
速率就是脉搏的快慢。要一面把脉，一面看着表，一面数脉搏，一般要数一分钟：心跳在每分钟60次以下，称心动过缓，成人每分钟超过100次以上，称心动过速。

2. 节律

正常心跳应该是整齐、有规律的，即每跳之间的间隔时间一致；如果心跳不规则，比如有的提早跳动，有的又间隔时间过长才跳，有的突然漏掉一跳，有的很不均匀地乱跳，而且每跳次脉搏强弱也不一样，这种现象称为心律失常，或叫做心律失常。

3. 强弱

脉搏的强弱在一定程度上反映了心脏搏动的强弱和血管的弹性。如休克病人脉搏细弱而快，高血压病人脉搏有力，心血管病人的脉搏常有强—弱交替（称交替脉），心房颤动病人的脉搏强弱很不一致，几乎每跳都有点不同，且节律很乱。

三、怎样观察呼吸

（一）正常呼吸

呼吸是人体内外环境之间进行气体交换的必需过程，人体通过呼吸而吸进氧气、呼出二氧化碳，从而维持正常的生理功能。一呼一吸计算为一次呼吸。

正常成年人每分钟呼吸16～20次，呼吸与脉搏的比是1:4，即每呼吸1次，脉搏搏动4次。小孩呼吸比成人快，每分钟可达20～30次；新生儿的呼吸频率可达每分钟44次；老人稍慢。

运动、紧张、激动、疼痛、发热等均可使呼吸加快，休息、睡眠时呼吸则稍慢。

（二）测呼吸的方法

（1）测呼吸时，要让老人先安静下来。

（2）将手放在老人的诊脉部位，观察老人的胸、腹部起伏状况，一起一伏为1次呼吸，数30秒，将其结果乘以2即得每分钟呼吸频率。也可以在测量脉搏的同时，将另一只手自然地放在老人的腹部，脉搏测好后，紧接着测呼吸。

此法适合昏迷、病情严重的衰弱老人。

特别提示

由于呼吸受意识控制，所以测呼吸时最好不要让患者察觉。测呼吸频率的同时，应注意观察呼吸节律和深浅度等变化。每次测量后要记录。

四、怎样测量血压

血压是指血液在血管内流动时，对血管壁所产生的压力。

（一）正常血压的范围

正常成人的血压，收缩压为90～140毫米汞柱（1毫米汞柱=0.133千帕），舒张压为60～90毫米汞柱，脉压差为30～40毫米汞柱。成年男性的血压比女性约高5毫米汞柱，女性绝经后与男性相差不多。

运动、情绪紧张、激动、寒冷等均可暂时使血压增高，正常人的血压随年龄增长而有变化。

血压常在清晨最低，午后或黄昏最高。

（二）测血压的方法

测量血压的方法主要有水银柱血压计测量和电子血压计测量两种。

1.水银柱血压计测量血压

（1）准备工作

✓测量前使老人安静休息15分钟以上，保证其情绪稳定。

✓测量前应先检查血压计有没有破损，水银柱平面应在"0"位。

（2）测量步骤

✓让老人坐或卧，露出一侧上臂，衣袖太紧的应脱下，伸直肘部，掌心向上平放。

✓放平血压计，使水银柱"0"点与肱动脉、心脏处于同一水平（坐位）。

✓驱尽血压计袖带内的气体，平整松紧适宜地在肘窝上3厘米处缠绕于上臂，塞好袖带端。戴上听诊器，在肘窝内摸到肱动脉搏动后，将听诊器放在搏动处，一手稍加固定，关紧气门，捏皮球打气，见水银上升到180左右（若是高血压病人可上升到200左右），然后轻轻打开气门，使水银柱缓慢下降，当听到第一声搏动，水银柱顶端指的刻度，即为收缩压。

✓继续开放气门，搏动声音突然变弱或消失时，水银柱顶端所指的刻度为舒张压。没有听清楚时，可将水银柱降至"0"位，重新测量。

✓测完关闭水银柱开关，以防水银外溢，并将气球与袖带按位置放好，以免损坏水银柱管。

 特别提示

若所测得血压值很高，又是初次测量，建议休息1小时后再测量。

2.电子血压计测量血压

现在许多家庭都购买电子血压计给老人随时测量血压用，所以，护理员对电子血压计的知识也应该有所了解。

电子血压计从测量方式上有两种，一是臂式，二是腕式，这两种电子血压计对健康人来讲都适用。但要特别说明一点，腕式的电子血压计不适用于患有血液循环障碍的病人。糖尿病、高血脂、高血压等疾病会加速动脉硬化，从而引起患者末梢循环障碍，这些患者的手腕血压与上臂的血压测量值相差很大。建议这些患者和老人选择臂式电子血压计。

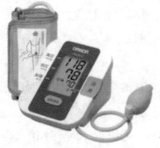
臂式电子血压计

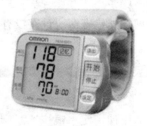
腕式电子血压计

（1）臂式电子血压计的使用方法。在使用前根据血压计的型号、功能不同，对照说明书进行调整，并仔细阅读。

✓将电子血压计的臂带打开，避免臂带从金属环中滑出。

✓测量时裸露手臂，如果穿有较厚的上衣，测量时不要卷长袖，应将上衣脱去。测量时应在温度适宜的房间进行。

✓将血压计的臂带套在左臂上，臂带的底部应高于肘部1～2厘米，绿色的标记应位于手臂内侧的动脉上，空气管应在中指（手掌方向）的延长线上。

✓将臂带端部拿住，边拉边将臂带紧紧缠在手臂上。

✓按下测量开关，开始测量。

 特别提示

　　绑袖带时太紧或太松都会影响所测的数值，一般绑好袖带充气后，能容纳一个手指的间隙较好。

（2）腕式电子血压计的使用方法

✓正确地卷绕腕带（戴在左手的情况下）。将腕带戴在手腕上，戴的时候左手的拇指侧朝上，显示屏朝上，腕带的端部距离手腕与手掌的边界要保持10～15毫米（一食指宽左右），避免顶在尺骨上。

✓手握腕带的端部，一边拉紧，一边牢固地卷在手腕上。

✓测量时身体保持松弛的状态，背伸直，坐姿良好。

✓血压计保持与心脏部位同高，不要用另一只手托住腕带。否则，可能导致错误的测量结果。

五、如何观察病情

正常健康的人一旦出现不舒服，是比较容易觉察的。但对于慢性病人，尤其是老年患慢性病者，症状通常不明显，老人的感觉又不敏感，因而往往容易被忽视。所以，养老护理员在照顾老人时应该学会观察病情。观察老人病情的方法见下表：

观察老人病情的几个方法

序号	观察方面	内 容
1	全身情况	（1）短期内是否有显著发胖或消瘦情况 （2）食欲如何，有没有改变。比如是否厌油腻，有没有恶心、呕吐 （3）睡眠情况如何 （4）呼吸是否困难 （5）排泄物是否正常 （6）心跳频率和节律有没有异常
2	头面部	（1）脸色怎样，是苍白、黄染，还是发红 （2）眼睛有没有分泌物，虹膜是否充血，巩膜有没有黄染 （3）眼睑和面部有没有浮肿 （4）耳朵有没有溢脓 （5）有没有流鼻涕或鼻子不通气 （6）口唇颜色有没有异常，舌苔有何情况 （7）口角或口内有没有溃疡，有没有口臭 （8）牙龈有没有红肿、溢脓，有没有牙痛 （9）舌头活动是否灵活，有没有不听使唤的情况 （10）有没有声音嘶哑，有没有咽痛、咽干 （11）有没有淋巴结肿大 （12）有没有视力下降和眼的其他症状 （13）有没有鼻出血、嗅觉下降 （14）有没有耳鸣、听力下降或眩晕
3	皮肤情况	（1）肤色是否有异常变化 （2）有没有发疹 （3）有没有异常干燥感，弹性如何 （4）是否多汗、湿润 （5）皮肤是否发凉
4	动作，体位	（1）睡眠时喜欢保持哪种姿势 （2）站或坐位时，身体有没有前倾或后仰 （3）弯腰是否困难 （4）手脚有没有抽搐现象，动作是利索还是迟缓 （5）双臂上举有没有困难

序号	观察方面	内　容
5	疼痛情况	疼痛的情况比较复杂，一是程度难以划分，二是每个人对疼痛的反应有很大差异，所以观察较为困难。一般应注意以下几个方面： （1）疼痛的部位：是头痛，还是胸痛、腹痛 （2）疼痛的性质：如有钝痛，锐痛；绞痛，胀痛；急性阵发性痛，慢性持续性痛；压榨性痛，刀割样痛等 （3）疼痛时伴发的症状：如腹部疼痛，可能伴发恶心、呕吐、腹泻；胸部压榨性疼痛，可能伴发心跳呼吸困难；青光眼患者头痛可伴视力障碍；炎症疼痛伴有局部红、肿、热 （4）疼痛有没有诱发加重因素和缓解因素：如溃疡病的疼痛，饥饿时加重，进食后可缓解；肌紧张性头痛，可因天气恶劣而加重 （5）既往有没有发作史 （6）有没有血压、脉搏、体温的变化

六、怎样做好护理记录

除了照顾好老人的生活外，养老护理员还要做好护理记录。

（一）护理记录的内容

护理记录的内容包括以下方面：

(1) 体温、呼吸、脉搏、血压，这是必须测记的生命体征。

(2) 脸色、肤色情况。

(3) 进食情况，如食欲的好坏，摄入食物及液体的量。

(4) 排泄物的性状、颜色、次数和量。

(5) 精神状况，相应疾病应特别注意观察的内容。

（二）记录时间

护理记录需要在每天的同一时间进行，比如体温、脉搏、血压，要在晨起和午睡后各测一次。如发生病情变化，应随时记录，并记录发生的时间。

（三）护理记录本

要准备一个记录本，根据病人的具体情况设计应记录的内容，其格式设计如下两表所示：

护理责任量化记录表

姓名　　　　月份

日期	入量（毫升）			出量（毫升）			生命体征				是否特殊	特殊情况通知家属和医生备忘记录	护理员签名
	项目	备用量	实入量	小便	大便	其他	体温（℃）	脉搏（次/分）	呼吸（次/分）	血压（毫米汞柱）			

被服务人或家属服务评价签名：

备注：1.特殊情况通知家属和医生备忘记录栏，要求准确详细记录：通报时间、地点、内容、受话机号、对方回复细节。
2.进餐、靠饲、排便护理可用此表。

日常护理记录表

日期	晨间护理		洗脸	洗头	日间护理			沐浴	洗脚	晚间护理		是否特殊	特殊情况通知家属和医生备忘记录	护理员签名
	协助刷牙漱口	口腔清洁			修剪指甲	更衣/换床单	床上擦浴			整理铺床	夜间查询			

被服务人或家属服务评价签名：

备注：特殊情况通知家属和医生备忘记录栏，要求准确详细记录：通报时间、地点、内容、受话机号、对方回复细节。

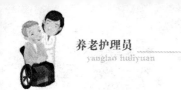
第二节　家庭消毒的方法

一、如何购买家庭消毒剂

目前国内市场上消毒剂琳琅满目，既有纯粹的家庭消毒剂，也有不少作用宽泛、界限不清的消毒剂。对于前者，按国家有关规定，一定要有卫生许可证才能生产上市；但对于后者因没有明确规定，人们对它们的毒性、效果很难把握。消毒剂一旦失控，就会危害到人，因此要理性地购买消毒剂。

（一）根据消毒剂的杀菌能力选择消毒剂

消毒剂按杀菌能力强弱一般可分为三级：

一级：为高效消毒剂，如过氧乙酸、漂白粉、清洗消毒剂、过氧化氢、臭氧、甲醛、碘酊等，它们能杀灭各种细菌繁殖体、真菌、病毒和细菌芽孢。

二级：为中效消毒剂，如高锰酸钾、乙醇、来苏水等，它们能杀灭细菌繁殖体、真菌和大多数病毒，但不能杀灭细菌芽孢。

三级：为低效消毒剂，如新洁尔灭、洗必泰等，它们只能杀灭部分细菌繁殖体、真菌和病毒，不能杀灭结核杆菌、细菌芽孢和抵抗力较强的真菌与病毒等。

（二）结合消毒方式选择消毒剂

消毒方式多种多样，归纳起来为三类：

（1）浸泡、擦拭或喷雾消毒，绝大多数液体消毒剂（环氧乙烷、多聚甲醛、臭氧除外）可采用这类方式。

（2）气体或烟雾熏蒸消毒，有环氧乙烷、甲醛、多聚甲醛、过氧乙酸、过氧化氢、臭氧等气体消毒剂。

（3）直接使用，如漂白粉干粉用于消毒含水分较多的排泄物。

（三）注意对消毒对象的损害

不同的消毒剂对被消毒物品的腐蚀、漂白作用和对人的刺激性与毒性不同。腐蚀、漂白作用较大的有含氯消毒剂、过氧化物消毒剂，高锰酸钾有染色作用，刺激性较大的有醛类、酚类、含氯消毒剂和过氧化物消毒剂，毒性较大的是酚类、含氯消毒剂，甲醛也有一定的毒性。

二、家庭消毒的常用方式

（一）浸泡、擦拭或喷洒消毒

绝大多数消毒剂都可采用这三种方式，以过氧乙酸为例：

1.浸泡消毒

浸泡衣物、体温计，配制0.04%浓度的溶液，浸泡2小时后用清水洗净即可，也可用来消毒双手。

2.擦拭消毒

擦拭桌椅、窗台、门把手或水龙头，配制0.5%浓度的溶液，擦抹3次，待30分钟后用清水擦净。

3.喷洒消毒

使用喷雾器喷洒0.5%浓度的溶液，喷后关闭门窗30分钟。

 特别提示

　　喷洒消毒时要注意关闭门窗，盖严食品及家电等用品；喷洒时应分区、分段进行，由上往下，由左往右，不遗留空隙；地面喷两次，空间喷一次。

（二）气体烟雾熏蒸

适合家庭应用的有甲醛、过氧乙酸等。熏蒸消毒时要注意：

（1）充分暴露需消毒物品的表面（如打开柜门和抽屉、挂好衣服、摊开被褥等），取走怕腐蚀的物品。

（2）关闭窗户，用纸条蘸水严封门窗孔隙。

（3）安放电源（一般用电炉，将开关引至门外），使用耐热容器，倒入过氧乙酸或甲醛，关严房门，人员退至室外，接通电源。

（4）密闭6小时以上，再开窗通风。

（三）直接用漂白粉干粉消毒

用于水分较多的排泄物，用量为排泄物的1／5，一般略加搅拌后作用2～4小时。肝炎或肠结核患者粪便应作用6小时，肠道炭疽需作用12小时。

三、如何进行室内空气消毒

室内空气消毒是预防呼吸道传染病的重要措施。通常选用如下几种办法：

（一）自然通风法

自然通风法是一种最基本也是最容易实行的方法。每天早晨起床后，打开门窗通风半个小时，可使室内空气净化，除去空气中大部分微生物。通风时，空气中飘浮的微生物会很快死亡。

（二）紫外线消毒法

紫外线能杀灭空气中的微生物，家庭常用低臭氧紫外线灯，每5～15平方米面积安装1只30瓦灯管。通常只要其紫外线强度不低于100微瓦／厘米^2，照射1小时以上，就可杀灭室内空气中90%以上微生物。

（三）化学熏蒸法

此法是消毒室内空气的有效方法。常用过氧乙酸熏蒸，将药液按需要量（每立方米1克）倒入耐热耐腐蚀的容器中，放在电炉、煤炉或乙醇炉上加热，使之汽化。熏蒸60分钟可达到室内空气消毒的目的。

四、如何对餐具消毒

餐具易受多种致病微生物的污染，如果不经彻底的清洗与消毒，就可能成为胃肠道等传染病的传播媒介，导致传染病的发生和局部流行。消毒方法有：

（一）煮沸消毒法

此法最为简便而又可靠。将碗、筷等餐具全部浸没于水中加热，水沸后持续煮沸15～30分钟。

（二）蒸汽消毒法

采用90℃蒸汽，经10分钟即能杀灭肠道传染病的常见致病菌。如有肝炎病人，餐具消毒时间应持续30分钟。

（三）食具消毒柜消毒法

符合国家标准的食具消毒柜，大都采用远红外线高温方式消毒，有的加臭氧方式消毒，均能有效杀灭常见的病菌，但应严格按照厂家提供的消毒柜说明书使用。

（四）化学消毒法

此法常用的消毒剂有过氧乙酸、漂白粉、碘伏、高锰酸钾等。如用过氧乙酸消毒，先将餐具洗净，用1∶5000过氧乙酸溶液浸泡30～60分钟后，用清水洗净，再用开水烫过后备用。目前市场上有多种餐具消毒剂出售，其中多以含氯消毒剂为主，辅以去污剂、稳定剂、防腐剂等，多适用于消毒餐具。选用时，应购买有生产许可证及产品合格证的产品，并按说明书上的使用说明消毒餐具。

（五）微波消毒法

微波炉也可以用来消毒餐具。干燥的瓷碗、竹筷及洗碗布等应用水浸湿后消毒，玻璃、塑料餐具应浸泡于水中或用湿布包裹后再消毒。干燥金属餐具不能在微波炉中消毒，因为可能产生电火花，损坏磁控管。

五、如何对家具消毒

（1）将家具置于室内，打开抽屉、柜门，关闭门窗，在室内采用熏蒸消毒法和喷雾消毒法进行消毒。

（2）单独消毒：可用 1% 的漂白粉澄清液擦洗或喷洒家具，也可用 0.2% 的过氧乙酸溶液擦洗家具，还可用 0.5% 的新洁尔灭溶液擦洗家具。

 特别提示

在消毒中要注意，金属或表面油漆家具不能用漂白粉或过氧乙酸溶液消毒，以免腐蚀、损坏家具和导致家具褪色。

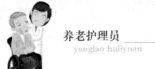

第三节　服药护理

一、老人用药原则

（一）选择药物要合理

药物治疗要做到安全有效，选用药物就应正确、合理。也就是要对症下药，而不可乱用药物。

（1）一般当诊断明确后，医生就会根据病情选用适当的药物，居家养病的老年病人应按医嘱服药，切不可自作主张。

（2）自选药品时，千万不要偏信广告宣传，更不要滥用新药；如果有人推荐某种药，也要充分了解并请示医生后再决定是否服用，以免发生不良反应。

（二）用药品种要少

老人通常易患多种疾病，往往需要同时服用几种药。但是用药种类太多，药物之间可能发生相互作用，有的使药效增强，有的则使药效降低。

老人肝脏代谢能力和肾脏排泄功能减退，药物在体内的半衰期（即药物在体内浓度减少一半量所需的时间，经过两个半衰期，药量就是原来的1/4）延长，因而药物容易在体内蓄积而产生副作用。如老人心力衰竭时，常用药物地高辛的半衰期，30岁的青年为50小时，70岁的老人为80小时。

对老人，药量可根据年龄酌减，一般情况下，70岁的老人用药量为青年的3/4~4/5，80岁以上者只用1/2，有肝肾功能障碍的老人服药的用量应更小。

（三）及时停药或减量

有时让老人停药很难，因为他们担心停药后病情加重。但是用药时间过长，超过疗程或剂量过大，也容易发生不良反应或药源性疾病。因此，当病情好转或治愈，或用药已达到一个疗程时，应按照医嘱及时减量或停药。

（四）遵医嘱按时按量服药

药物的疗效取决于药物在血液中的有效浓度，所以正确掌握服药的时间很重要。但是老人常常容易忘记服药，或重复服药，这既容易影响疗效，又容易产生副作用。所以在护理老年病人时，最好将每天所服的药物列出清单，然后按早、中、晚分别装入袋中，再按时服药，就不会发生忘服及重复服药的现象了。

此外，对服药时间，不能光理解为白天服药，而忽略了夜间。例如一日3次，就不能理解为三餐时服用，而应是每8小时服一次；一日2次，应是每隔12小时服一次；否则白天血液的药物浓度高，夜间药物浓度低，显然对治疗不利。当然有些药物则与饮食有关，如糖尿病服降血糖的药，如一日服3次，就应每日三餐前服用。

（五）选择合适的用药方法

一般情况下，在家中应选用口服给药的方法，因为口服法较安全方便。但有些疾病，如老人发生严重细菌性感染时需静脉滴注抗生素，糖尿病人有的需肌肉注射胰岛素等，这些都应在医生指导下帮助老人用药。

（六）注意饮食对药物的影响

药物与某些食物会发生相互作用，有些食物甚至会影响药物的吸收和疗效，因此应注意以下几个问题：

1.注意药袋（瓶）上所标明的是饭前服还是饭后服

饭前服的药物，大都对胃黏膜刺激不大，而且大都是在胃肠道局部或全身发挥作用的药物，如健胃药、止泻药等。饭后服的药大都对胃有刺激，如阿司匹林饭后服可减少刺激，而且可以让药物缓慢吸收。

居家护理时，要让老人严格按规定服药，这样既可提高疗效，又可减轻副作用。

2.最好用白开水送服药物

不要用茶水服药，因为茶中的茶碱、鞣酸可能会影响药效；如果一次要服多种药，应分次吞服，以免发生呛咳或误咽，同时应多喝几口水，以免药物停留在食管内。

3.注意有无饮食禁忌

一般来说，服药期间应禁食生冷、油腻、辛辣等刺激性食物，不应与酒、茶、牛奶同服，以免影响药物疗效。

（七）留心药物的不良反应

药物的不良反应有毒、副反应及过敏反应。老人用药护理时要从以下几方面预防药物的不良反应：

（1）已知对某种药物过敏时，就诊时应告知医生，请医生注意，不开易引起交叉过敏的药物。

（2）要了解所服药物可能产生的不良反应，一旦出现，应及时停药，并在下次就诊时告知医生，以便调整药物。

（3）如老人患有青光眼、肝病、肾病、糖尿病或听力差等病症时，应在就诊时告诉医生，医生会避免使用可能加重病情的药物。

（4）患慢性病的老人，如长期服用对肝、肾、耳、眼和骨髓功能等有损害的药物时，应定期进行检查，以便及早发现药物对身体的不良损害。

 特别提示

服中药也要注意毒副作用。一般人认为中药安全、副作用小，甚至认为可以随便用或长期用。这是认识上的误区。其实有些中药也有毒副作用，如含朱砂的朱砂安神丸、牛黄清心丸，大量久服也会发生汞中毒，因为朱砂的成分就是汞。草乌等中药服用过量也可引起心律失常。所以，选用中成药时，也应按医嘱服用。

老人一般多患慢性病，千万不要治病心切而滥用药物。如因关节痛、腰背痛长期服用解热镇痛药，这可能引起肾病；因感冒发热滥用口服抗生素，可引起肠道菌群的失调，或菌群产生耐药性，还会损害肝肾功能；慢性便秘的老人，如久服泻药，也可引起营养不良和全身虚弱。因此切勿滥用药物。

（八）用补药要适当

一般来说，饮食正常的健康老人，不需要服补药，因为"药补不如食补"，体弱多病或急性病康复期的老人，如果确实需要用补药时，也应按中医辨证选用适当的药，而不能滥用，否则误补，反而添病。如人参是补药，长期服用，可引起焦虑或血压升高。不少补药并不适用于每个人，而应具体问题具体分析，如患有高血压的病人不宜用人参、鹿茸等，夏季适宜用西洋参、百合等。

二、中药的煎煮及服用护理

（一）中药的煎煮

1.煎药器具

一般选用有盖的陶瓷砂锅或搪瓷锅，因其受热均匀，性质稳定，不应用铁质器具，以免药液变色或发生化学反应而影响药效。容器大小要适宜。过大，水量相对较少，药性的煎出受到影响；过小，水沸后药液易溢出，两种情况均会影响药效。

2.煎药用水

煎药用水也很重要，应使用符合国家标准的饮用水，如纯净水、井水、自来水，以不含消毒剂的优质天然水为佳。

3.加水量

加水量应根据药材重量、体积、吸水能力及需煎煮时间而定，一般以浸泡后水面高出药材2～3厘米为宜。药味多、体积大、吸水强、煎煮时间长的中药加水宜多些，否则宜少些；头煎加水量宜多些，二煎宜酌减；煎煮滋补药加水宜多些，解表药宜少些；用于少儿的汤剂可适当减少加水量。

 特别提示

中药适当浸泡湿润有利于有效成分的煎出。中药在煎煮前宜在室温下加水搅拌后浸泡30～60分钟，使水分子充分浸入药材组织。

4.煎煮火候、时间

煎煮火候、时间等直接影响汤药质量。

（1）火候。一般先武火（急火），煮沸后改文火（慢火）保持煮沸状态，直至达到煎药要求。

（2）时间。每副药一般煎两次，煎煮时间依药方不同而有所区别。一般药煮沸后再煎煮约15分钟即可，二煎药宜比头煎时间短些。

滋补类药，一般头煎煮沸后再煮30分钟左右。

解表药气味辛香，富含挥发油，煎煮太久易使药材有效成分挥发逸去，降低药效，宜急火煮沸，再煎5～10分钟。

5.煎液量

煎液量，以每次煎煮后趁热滤取煎液100～200毫升为宜。药味多的煎药量宜多些，药量少则宜少些。注意第二次煎煮后，应挤榨药渣，避免药液的损失。

（二）中药服药方法

1.汤剂的服法

汤剂的服法大致分为三种：

（1）分服。将每天1剂中药，分2～3次等量分服。老人服药有困难的也可采用少量多次或浓煎后服用。煎煮后，将两次煎液合并混匀。

（2）顿服。将1剂汤药1次服下，以取其量大力峻、快速起效之作用。

（3）连服。是指在短时间内连续给予大剂量药物的服用方法。意在短时间内，使体内达到较高的药物浓度。

服用汤剂还应特别注意服药的温度。汤剂的服药温度有热服、温服和冷服之分。

✓热服。是将刚煎好的药液趁热服下。常用于寒证。

✓温服。是将煎好的汤剂或送药的水等放温后再服用。一般汤剂均采用温服。

✓冷服。将煎好的汤剂放冷后服下。常用于热证。

2.中成药的服法

中成药一般分送服、冲服、调服、含化及喂服等。

（1）送服。即将药放入口内，用温开水或药引、汤剂送服。

（2）冲服。即将药物放入杯内，用温开水、药引等冲成悬混液后服用。

（3）调服。即将一些散剂用温开水或白酒、醋等液体调成糊状后口服。如安宫牛黄丸、紫雪丹等均用此法给药。

(4)含化。即将丸、丹剂含在口中,让药慢慢溶化,缓缓咽下。如六神丸、喉症丸、救心丹等。

（5）喂服。本法主要用于年老体弱或急危重症病人。是指将中成药溶成液状，逐口喂给病人的一种服法。

（三）中医用药护理

除了注意煎药和服药方式外还应该注意以下内容：

1.服药剂量

用药的剂量一般应该由医生根据具体情况具体决定。

2.服药后

服药后应注意休息，观察药物效果，观察是否有不良反应。尤其是服用剧烈或有毒性的药物，更须严密观察和记录。

三、口服给药

口服药是经胃肠道吸收达到治疗目的的药物，是最常用、最方便又较安全的给药方法。口服药物有固体药、水剂、油剂等。

（一）服药方法

1.固体药（片剂、胶囊、丸）

看好剂量后，直接用水冲服，最好先放入药杯或药盖内，不要用手直接拿取。

2.粉剂

先用水融化后摇匀再服用，如感冒冲剂等。

3.水剂

（1）服前先将药水摇匀，左手持量杯，拇指置于所需刻度，高举量杯，使所需刻度和视线平行，右手将药瓶有标签的一面放于掌心，避免污染标签，倒药液至所需刻度处。

（2）更换药液品种时，应洗净量杯。不可将不同的药液放至同一药杯内，以免发生化学变化。

（3）药液用量不足1毫升时，为避免药液附着杯壁，影响剂量，可用滴管吸取药液计量，滴管应稍倾斜，使药量准确（1毫升按15滴计算）。

4.油剂溶液与按滴数计算的药液

可先在杯内加入少量冷开水，以免药剂附着于杯上，影响剂量。

（二）注意事项

1.服药方法

（1）对牙齿有腐蚀作用和使牙齿染色的药物（如铁剂等），服用时为避免其与牙齿接触，可将药液用吸管吸入，服完后漱口。

（2）止咳糖浆对呼吸道黏膜起安抚作用，服后不宜饮水，以免冲淡药物，降低药效。同时服用多种药物时应最后服止咳糖浆。

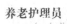
（3）磺胺类药和发汗药，服后宜多饮水。

（4）含黏质较多的酵母片要嚼碎后吞下。

（5）为防止肠溶片在胃内被破坏，需吞服。

2.服药时间

（1）刺激食欲的健胃药应在饭前30分钟服用，如吗叮啉、酵母片等。

（2）对消化道和对胃黏膜有刺激的药物宜在饭后30分钟内服用。

（3）催眠药、止泻药在睡前服。

（4）利尿及泻剂要清晨或白天服。

（5）在体内消失快的药，服药间隔时间应短，如四环素类；消失慢的药服药间隔时间应长，如长效消心痛两次服药时间需间隔12小时。

3.禁忌

（1）有的药不能同时服用，如阿司匹林与维生素 B_2、痢特灵与利血平等。

（2）乳酶生、金双歧不能与庆大霉素、红霉素等抗生素同时服用。

（3）含铁剂药应禁饮浓茶等。

4.警惕药物的副作用

（1）长期服用安眠药的人要防止成瘾，某些药服用后会产生胃部不适、皮肤过敏、发疹以及便秘等副作用。

（2）服用降血压药或肾上腺皮质激素后，一旦停服反而会使病情加重，应遵医嘱。

（3）药物的拮抗作用（发挥相反的作用），说明有些药物是不能同时服用的，需遵医嘱。

5.服用某些特殊药物时，应密切观察病情疗效

如服用洋地黄需测量心率变化，以防中毒、药物热、皮疹，如发现异常变化（若病人心率低于60次/分或突然明显增快，节律由规则转为不规则或由不规则转为规则），应到医院进行处理。

6.药物保管

（1）药物要放在孩子拿不到的地方，严加保管，对于剩余的药量做到心中有数。

（2）为避免药物因潮湿、高温、透光等原因变质，要注意防潮，放在通风的地方，也要避免日照。

（3）药瓶上应有明显的药名标签，不要随意将药装入标有其他药名标签的瓶中，以免引起误服。

（4）凡是有过期、变色、受潮、发霉、沉淀等现象之一的药物要坚决清除掉，不能再用。

（5）口服药物一定要与外用药、农药、杀虫药等分开放置。

四、耳内用药

耳内用药是将药物直接滴入耳内，用于治疗局部疾患，如中耳炎、外耳道炎症等。

（一）操作方法

让患者侧卧，患侧耳朵向上，滴耳药时，耳廓向后上方提，使外耳道变直。滴管指向鼓室，滴2~3滴药于外耳道，叮嘱患者保持原姿势几分钟。

（二）注意事项

为使药液能持续湿润鼓室，可疏松地塞入棉花，但不可填塞过紧。

五、眼部用药

眼部用药是将药物直接用于结膜囊内，用于治疗眼部疾患，如结膜炎、沙眼等。有涂眼药膏和滴眼药水两种方法。

（一）操作方法

1.涂眼药膏法

（1）让患者取坐位或仰卧位，头略后仰，眼向上看。

（2）操作者手持眼药膏软管，将药膏直接挤入结膜囊内，涂完后用棉签或棉球轻轻擦去外溢的药膏，叮嘱患者闭眼数分钟。

眼药膏一般在午睡或晚睡前涂，起床后擦拭干净。

2.眼药水滴法

（1）操作者洗净双手。

（2）嘱患者头稍后仰，眼向上看，左手将下眼睑（俗称下眼皮）向下方牵拉，右手持滴管或眼药瓶，将药液 1 ~ 2 滴滴入结膜囊内。

（3）轻提上眼睑，嘱患者轻闭眼 2 ~ 3 分钟。

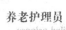

（4）用棉签或清洁的手帕、毛巾擦干流出的药液。

（二）注意事项

（1）如眼部有分泌物，应用棉签或消毒过的手帕将分泌物擦去再用药。

（2）双眼滴药时，先滴健眼，再滴患眼。

（3）眼药水不能直接滴在角膜面。

（4）滴药时滴管或眼药瓶距眼睑 1～2 厘米，不要使其触及眼睫毛，以防感染。

（5）混悬液用前需摇匀。

（6）多种眼药水不可同时滴入，需将时间间隔开。

（7）滴眼药水后，压迫内侧眼角泪囊区 2～3 分钟，以免药液经泪囊流入鼻腔引起不适反应。

（8）眼药水／膏不能和其他药水／膏存放在一起，以免拿错，误点入眼。

六、鼻腔滴药

鼻腔滴药时将药物直接作用于鼻黏膜，用于治疗鼻炎、鼻塞等。

（一）操作方法

（1）嘱患者擤鼻，解开领口，取仰卧位，头向后仰，肩下垫软枕或将头伸出床沿下垂（高血压及老年患者只能取肩下垫枕位），使颈部充分伸展。

（2）操作者洗净双手后，左手轻推患者鼻尖，以充分暴露鼻腔，右手持滴鼻药，药瓶距患者鼻孔约 2 厘米，轻滴药液 3～5 滴。

（3）轻捏鼻翼，使药液均匀分布于鼻腔黏膜上。

（4）叮嘱患者保持原卧位约 5 分钟后，方能坐起或行走。

（二）注意事项

（1）不可用油剂滴鼻，以免吸入肺内，刺激呼吸道。

（2）血管收缩剂（如麻黄素等）不能连续使用 3 天以上，否则会出现反跳性充血，使黏膜充血加剧。

七、舌下给药

舌下给药是将药物放在舌下，由黏膜吸收，达到治疗目的，属黏膜用药。舌下血管丰富，药物吸收较快、效果明显、操作简单。

（一）操作方法

将药物从药杯内取出后放到患者舌下，一定时间后观察药物效果和其他反应。

（二）注意事项

（1）用前弄清药物的名称、剂量、用药时间、适用范围。

（2）要叮嘱患者不要咀嚼、吞咽，而应让药物自然溶解，否则会降低药效。

（3）若含服消心痛、硝酸甘油，服后要测量血压、脉搏、心率等。

八、直肠给药

直肠给药是将药物经肛门放入直肠内，由直肠黏膜吸收，以达到治疗目的，也属黏膜用药。

（一）操作方法

直肠给药时，患者取侧卧位，适当抬高臀部，张口呼吸，以松弛括约肌，给药者戴上指套，将栓剂轻轻推入内括肌上方（2～3 厘米）。给完药后要叮嘱患者保持原姿势（侧卧位）20分钟。

（二）注意事项

（1）要将药物放入足够的深度，以免药物融化后由肛门外流，影响药效。

（2）栓剂要在冰箱内保存，以防软化。

九、阴道给药

阴道给药是指将药物直接放入患者阴道，用于治疗阴道疾病，如阴道炎、阴道真菌感染等。

（一）操作方法

（1）阴道灌洗时，冲洗器悬挂的高度以高于患者髋部为宜，避免压力过高使药液进入子宫颈口。

（2）用栓剂时可戴手套，用手指将栓剂放入阴道深处。给药后至少卧床30分钟。

（二）注意事项

（1）如药液有色，应让患者使用卫生巾，以保持衣裤清洁。

（2）动作要轻柔，以免损伤阴道黏膜。

十、皮肤给药

皮肤给药是一种局部给药方法，将药物直接在皮肤和其他部位涂药或滴药后再外敷，从而达到治疗目的。常用药剂为洗剂、乳剂、粉剂、糊剂和软膏，一般慢性炎症用软膏，有轻微渗出液用糊剂，大量渗出液用粉剂、乳剂，急性期用水剂或乳剂、粉剂。具体选用何种剂形，应遵照医嘱。

（一）操作方法

（1）给药前将患者患处皮肤擦洗干净。

（2）操作者洗净双手后，根据药性选择适当用具，如乳剂、洗剂、糊剂选用毛刷或棉签，软膏、油膏选用压舌板或小木片，不可用手直接涂抹（一般药品本身带有涂抹用具）。

（3）涂擦时自中心开始向外以环形方式涂抹，边涂抹药物边按摩，以促进皮肤对药物的吸收。

（二）注意事项

（1）皮肤给药除注意观察药物对局部的刺激反应，如局部皮肤红肿、疼痛、瘙痒，还要关注某些药物被吸收后引起的全身反应。

（2）局部皮肤如有破损，要注意无菌操作。

（3）使用洗剂要充分摇匀。

（4）涂敷油膏时不宜太厚。

（5）用药浸泡要注意药液温度，防止烫伤。

 特别提示

皮肤给药时为保持对局部的持续作用和避免被衣服、被褥拭去，可适当包敷。若局部皮肤有破损需无菌操作，所用器具、敷料均应消毒。

第四节　家庭常见治疗技术

一、冷敷法

冷敷可使局部或全身小动脉收缩，减少血流，减轻局部充血、出血，降低细菌活力，因而可抑制炎症扩张和化脓，达到止痛、止血、消炎和退热的效果。冷敷还可用于全身降温和镇静。

（一）冷敷法的适用范围

冷敷法适用于局部软组织损伤早期，可防止皮下出血或肿胀、扁桃体摘除术后出血、高热和牙痛等。慢性炎症或深部组织有化脓时均不宜冷敷，以免使局部血流量减少，影响炎症的治疗，凡对冷过敏者，忌用冷敷。

（二）常用的冷敷方法

常用的冷敷方法有湿冷敷法、冰袋法、酒精擦浴法等。

1.湿冷敷法的护理步骤

步骤1：将小毛巾折叠成损伤部位大小，放在冰水或冷水中浸湿，拧成半干（以不滴水为度），敷盖于患部。

步骤2：每隔3～5分钟更换一次，连续敷15～20分钟（最好有两块小毛巾交替使用）。

 特别提示

如用于降温时，除头部冷敷外，还可在腋、肘、膝窝和腹股沟等大血管处同时用冷毛巾湿敷。

2.冰袋法的护理步骤

步骤1：将冰块砸成核桃大小，放于盆中用冷水冲溶冰块的棱角，以免损坏冰袋或使人感到不适。

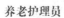
步骤2：冰袋中放入半袋冰块、加少许冷水。

步骤3：将冰袋平放于桌上，一手提高冰袋口，另一手轻压袋身，以排出袋内空气，将盖拧紧、擦干，袋外用毛巾或布套包裹，放在病人需冷疗部位。

 特别提示

> 高热病人可敷头部(前额)或体表大血管处，如颈部两侧、腋下、腹股沟等处。枕后、耳郭、阴囊处不宜冷敷，以防冻伤。心前区忌冷敷，以防心律失常。腹部忌冷敷，以防腹泻。足底忌冷敷，以免反射性末梢血管收缩，影响散热。麻疹、风湿性关节炎和体质很差的病人忌用冷敷。

若无医用冰袋，也可用家用热水袋或双层塑料袋代替使用。

步骤4：冷敷后要经常观察，询问病人局部有无麻木感，局部皮肤颜色有无改变。如有出现应暂停冷敷。

3.酒精擦浴法的护理步骤

酒精具有挥发性及刺激皮肤血管扩张的作用。因此，在擦浴时可吸收和带走大量的热量，是一种散热能力很强的方法，多用于高热病人。

（1）准备工作

✓兑酒精。将100毫升95%酒精加水200毫升，配制成浓度为30%左右的酒精溶液；用70%酒精加水至倍，也可用60度白酒加水至倍（即60度白酒150毫升加水150毫升）。

✓擦浴前先置冰袋（或湿冰小毛巾）于头部，露出一上肢，下垫大毛巾，操作者将浸透酒精溶液的小毛巾拧至半干，缠在手上呈手套式样擦浴。

 特别提示

> 擦浴过程中如病人寒战(发抖)，面色苍白，脉搏或呼吸异常，应立即停止操作，并给服热饮料。禁擦前胸区、腹部、颈后、足底，以免酒精的刺激引起末梢血管收缩影响散热。擦至腋下、肘窝、腹股沟、膝窝等大血管附近时要稍停留，以提高降温效果。在酒精擦浴降温的同时，要避免过多暴露病人身体，以免受凉。

（2）操作步骤

步骤1：擦上肢。以离心方向边擦边按摩，自颈部（侧面）沿上臂外侧擦至手背；自侧胸经腋窝沿上臂内侧至手掌。擦毕用大毛巾擦干皮肤，用同样方法擦另一侧上肢。每侧上肢各擦3分钟。

步骤2：擦下肢。露出一侧下肢，垫上大毛巾，从髂骨开始沿大腿外侧擦至足背，再从腹股沟沿大腿内侧擦至脚心，然后从腰、腘窝擦至足跟。擦完用大毛巾擦干皮肤，用同样方法擦另一侧下肢。每侧下肢各擦3分钟。

步骤3：擦完后为病人穿好衣裤或盖被。

步骤4：擦浴半小时后测量体温、脉搏、呼吸，如体温降至38.5℃（肛温39℃）以下，应撤去头部冰袋。

二、热敷法

热敷可扩张血管，加快血流，使肌肉、肌腱、韧带松弛。可解除因肌肉痉挛、强直而引起的疼痛（如胃肠痉挛、腰肌劳损等），增加血液循环，加速渗出物的吸收，促进炎症的消散，有消炎退肿的作用，还可解除因肠胀气引起的疼痛以及尿潴留等。

（一）热水袋法（干热敷法）

1.适用范围

常用于解痉、镇痛、保暖。但以下情况不能热敷：

（1）脏器出血、软组织挫伤、扭伤或砸伤初期（前三天）忌用热敷。

（2）急性腹痛诊断未明前不宜热敷。

（3）面部三角区感染化脓、皮肤湿疹、细菌性结膜炎均禁忌热敷。

 特别提示

　　无热水袋时也可用葡萄糖空瓶或塑料壶(瓶)代替，只要遇热水不变形、不漏水就可以用。也可把盐、米或沙子炒热后装入布袋内，代替热水袋热敷。温度要控制在50℃之内，并应多包一块大毛巾或放于两层毯子之间，随温度而增减。

2.施热时间

一般每次热敷20～30分钟，每天3～4次。

3.操作步骤

步骤1：将冷、热水共同倒入搪瓷罐内，要求水温为50℃（用水温计调节较为准确），然后灌入热水袋内，灌入量为热水袋容量的1／2～2／3。

步骤2：排出袋内空气，拧紧塞子，擦干后倒提热水袋看是否漏水，最后装入布套中或用毛巾包裹，放于病人需要热敷部位。

步骤3：观察放置热水袋部位，防止烫伤。如有皮肤红肿，应立即停止使用，并在局部涂上凡士林保护皮肤。

（二）湿热敷法

1.适用范围

常用于消炎、镇痛。

2.操作步骤

步骤1：将橡胶单（或塑料布）和毛巾垫在湿热敷部位下面，在需要热敷的皮肤局部涂以凡士林（或涂食用油，其范围要大于热敷面积），然后盖上一层纱布。

 特别提示

施热过程中应加强观察，要慎防烫伤；对有伤口的部位作热敷时，应注意无菌操作，敷后伤口应换药；热敷面部者，敷后半小时内不宜外出，以防感冒。

步骤2：将浸在热水里的小毛巾拧干（以不滴水为度），用手腕部试温，以不烫手为宜，折叠后敷于病人患处，上面加盖干毛巾保温。

在患部不忌压的情况下，还可用热水袋放置在小毛巾上，再盖上大毛巾保湿则效果更佳。

步骤3：约3～5分钟更换一次，一般连续热敷15～20分钟。

步骤4：热敷完毕，揭去纱布，擦去凡士林，穿好衣服。

（三）注意事项

（1）不管用哪一种方法，都应注意防止烫伤，尤其是昏迷病人、老人及有瘫痪、糖尿病、肾炎等血液循环不好或感觉不灵敏的病人，使用热敷时，应随时检查局部皮肤的变化，如发红起泡时，应立即停止。

（2）热敷作为配合疗法适用于初起的疖肿、麦粒肿、肌炎、关节炎、痛经、风寒引起的腹痛及腰腿痛等。但是，当急腹症未确诊时，如急性阑尾炎，面部、口腔的感染化脓，各种内脏出血，关节扭伤初期有水肿时，都禁用热敷。

三、蒸汽吸入法

蒸汽吸入疗法可应用于家庭急救。

（一）蒸汽吸入疗法的作用

吸入热蒸汽可减轻上呼吸道黏膜的充血和肿胀，稀释呼吸道内的分泌物，使呼吸道肌肉放松，血液循环加快，对呼吸道还有安抚作用。吸入蒸汽时加入药物可增加疗效，如用风油精、百草油一类的药物。

如果病人有鼻黏膜充血肿胀，气管发紧，声音沙哑，呼吸困难，咳嗽时有痰咳不出，喉发痒等情况，均可做蒸汽吸入。

蒸汽吸入后，病人会感到鼻子通畅，胸部轻松，喉痛减轻，痰易咳出。

（二）操作要领

步骤1：在炉灶上放一壶开盖的沸水，炉火大小根据所需蒸汽多少来调节。
步骤2：让病人坐在椅子上吸蒸汽。

 特别提示

如果要加药，可直接加在水中，也可把浸过药液的棉球绑在立起的壶把上，蒸汽经过时可将药性带出。

（三）注意事项

（1）患有支气管喘息的病人不要做蒸汽吸入疗法。

（2）如果根据病情需要在蒸汽疗法中加入一定量的药物，一定要按照医生的嘱咐，不得随便加入，以免产生副作用，从而使病情加重。

（3）老人做蒸汽吸入疗法时，养老护理员应在旁看护，避免老人吸入蒸汽时烫伤。

四、拔火罐

拔罐法又名"火罐气""吸筒疗法"，古称"角法"。这是一种以杯罐作工具，借热力排去罐中的空气产生负压，使其吸附于皮肤上，造成淤血现象的一种疗法。

拔火罐常用于治疗腰背痛、颈肩痛、风湿痛等，通过拔火罐可起到缓解、辅助治疗作用。

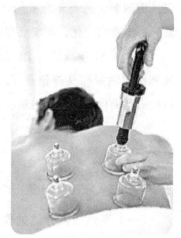

拔火罐

（一）拔火罐的注意事项

拔火罐疗法并不是人人都适合的，比如心脏病患者、皮肤损伤的人、身体比较虚弱的人、孕妇、妇女月经期、醉酒后，都是不能使用的，过于瘦弱的人也不宜拔火罐。同一部位不能天天拔，在拔罐的斑痕未消退前，不可再拔罐。饱腹、空腹时也不适宜。同时，拔火罐时间不宜过长，一般10～15分钟即可。如果留罐时间过长，皮肤会起水泡。

（二）操作步骤

步骤1：拔火罐前，应该先将罐洗净擦干，再让病人舒适地躺好或坐好，露出要拔罐的部位。

步骤2：入罐。入罐时迅速将罐放在要治疗的部位，不宜太松，否则不利于吸出湿气，要有罐口紧紧吸在身上的感觉才好。

步骤3：10～15分钟后取罐。取罐时不要强行扯罐，不要硬拉和转动，动作要领是：一手将罐向一侧倾斜，另一手按压皮肤，使空气经缝隙进入罐内，罐子自然就会与皮肤脱开。

 特别提示

一般市场上的无火自吸式火罐普通人都可使用，也不会有什么大碍，但是对于用火点燃的火罐，普通人不宜轻易使用，因操作不当很容易烧伤皮肤。

（三）拔火罐留下的罐斑以及颜色的意义

常见的罐斑有潮红、紫红或紫黑色淤斑、小点状紫红色的疹子，同时还常伴有不同程度的热痛感。皮肤的这些变化属于拔罐疗法的治疗效应，可持续一至数天。一般来说无病者多无明显罐斑变化。

（1）拔罐后，罐斑如显水疱、水肿和水汽状，表明患者湿盛或因感受潮湿而致病。

（2）有时拔后水泡色呈血红或黑红色，表明患者有病湿夹血瘀的病理反应。

（3）罐斑出现深红、紫黑或丹痧现象，触之微痛，兼见身体发热者，表明患者有热毒症。

（4）如罐斑出现紫红或紫黑色，无丹痧和发热现象，表明患者有淤血症。

（5）罐斑无皮色变化，触之不温，多表明患者有虚寒症。

（6）罐斑如出现微痒，多表明患者有风症。

相关知识：

各季节拔火罐的注意事项

1.春天

春天天气转暖，气温开始回升。但北方突然来袭的春寒，还是会让猝不及防的人患上感冒等呼吸道疾病。由风寒引起的感冒，用火罐将寒气拔出可有效缓解症状。治疗时要注意罐口的润滑。北方天气干燥，尤其是春天，又冷又干，这种环境下人的皮肤缺少水分，拔火罐时容易造成皮肤破裂。

2.夏天

夏天气温较高，加上雨水多，人很容易染上皮肤病，如痱子。这时拔火罐主要为了去湿气。由于夏天出汗较多，拔罐前最好洗个澡，把身体擦干，别让汗液影响火罐的吸附。拔完后不要洗澡，即使身上出汗很多也不要洗，以免感染。

3.秋天和冬天

这两个季节气温低、干燥，拔罐要选择温暖的房间，注意保温。对

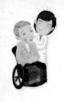
需要在背、腹等部位拔罐的患者，可以适当减少拔罐时间，不要让身体暴露太久。拔完及时穿衣，可以适当喝点热水，暖暖身体。秋冬两季皮肤干燥，拔罐时要润滑罐口，保护皮肤不受伤害。

五、急救指压止血法

急救指压止血法是指抢救者用手指把出血部位近端（近心端）的动脉血管压在骨骼上，使血管闭塞，血流中断而达到止血目的。这是一种快速、有效的首选止血方法。

（一）操作要领

不同的出血部位应采用不同的指压止血法，见下表：

不同的出血部位采用的指压止血法

序号	方法	适用出血部位	操作要领
1	颞动脉止血法	头部发际范围内及前额、颞部的出血	一手固定伤员头部，用另一手拇指垂直压迫耳屏上方凹陷处，可感觉动脉搏动，其余四指同时托住下颌
2	颌外动脉止血法	颌部及颜面部的出血	一手固定伤员头部，用另一手拇指在下颌角前上方约1.5厘米处，向下颌骨方向垂直压迫，其余四指托住下颌
3	颈动脉止血法	用于头、颈、面部大出血，且压迫其他部位无效时	用拇指在甲状软骨、环状软骨外侧与胸锁乳突肌前缘之间的沟内动脉搏动处，向颈椎方向压迫，其余四指固定在伤员的颈后部，非紧急情况，不要用此法。此外，不得同时压迫两侧颈动脉
4	锁骨下动脉止血法	肩部，眼窝或上肢出血	用拇指在锁骨上窝搏动处向下垂直压迫，其余四指固定肩部

续表

序号	方法	适用出血部位	操作要领
5	肱动脉止血法	手、前臂及上臂中或远端出血	一手握住伤员伤肢的腕部，将上肢外展外旋，并屈肘抬高上肢；另一手拇指在上臂肱二头肌内侧沟动脉搏动处，向肱骨方向垂直压迫
6	尺、桡动脉止血法	手部的出血	双手拇指分别在腕横纹上方两侧动脉搏动处垂直压迫
7	股动脉止血法	大腿、小腿或足部的出血	用两手拇指重叠放在腹股沟韧带中点稍下方、大腿根部动脉搏动处用力垂直向下压迫
8	腘窝动脉止血法	小腿或足部出血	用一手拇指在腘窝横纹中点处向下垂直压迫
9	足背动脉与胫后动脉止血法	足部出血	用两手拇指分别压迫足背中间近脚腕处（足背动脉）及足跟内侧与内踝之间处（胫后动脉）
10	指动脉止血法	手指出血	用一手拇指与食指分别压迫指根部两侧

（二）注意事项

一般小动脉和静脉出血可用加压包扎止血法，较大的动脉出血，应用止血带止血。在紧急情况下，须先用压迫法止血，然后再根据出血情况改用其他止血法。

六、吸氧

进入冬季，"老肺病"又到了让人头疼的时候。许多有呼吸系统疾患的家庭中都应备有吸氧装置，在家中使用氧气装置以及吸氧应注意如下事项：

（一）氧气装置的种类

家庭医用氧气装置有三款：

1.化学方式产生氧气

如人们熟知的"氧立得"，小巧便携，使用不受环境、时间、地点、位置限制，但只能应急不能持久。

2.氧气袋、氧气钢瓶

这是最原始的供氧方式，欠安全、单薄、笨重。

3.机械电子方式生产氧气的医用制氧机

家庭医用氧气装置可以24小时连续工作，其体积约是普通床头柜2/3大小。以空气为制氧源，无耗材，能在家里制造符合医用氧标准的氧气，洁净、无污染，能满足人们的一般正常使用。

（二）使用注意事项

（1）使用氧气时应远离烟火、热源或温度过高、过低、潮湿的环境。

（2）室内要经常通风，保持空气清新。

（3）氧气湿化瓶的用水每天要更换，吸氧管、面罩、含嘴等用毕要及时清洗，有条件者可用"84消毒液"等浸泡灭菌。

（4）注意清理吸氧管内的存水，保持管内干燥。

（5）氧气流量调节应合适，对于慢性肺病患者，特别是伴有慢性二氧化碳潴留的患者，应以1～3升／分钟低流量持续给氧。对于有其他情况的患者，使用时要谨遵医嘱。

（6）氧气减压阀不要碰撞摔跌，以免失灵。

（7）氧气袋、氧气钢瓶和制氧机不要接触任何油污，以免发生危险。

（8）制氧机空气过滤网半个月清洗一次，保证气路畅通。

（9）制氧机发生报警要分析原因并及时排除故障。

（10）制氧机内有异常响声或只出空气、不出氧气时，应立即检查并修理。

七、家庭刮痧

刮痧既可治病，又可保健，操作方便简单，是家庭保健的好方法。

（一）刮痧

1.刮痧的适宜人群

感冒发烧、中暑，肩颈腰痛、落枕、各种肌肉酸痛以及亚健康人群。

2.不适宜刮痧的病况及人群

（1）孕妇腹部、腰骶部、妇女乳头禁刮，妇女月经期下腹部慎刮。

（2）有出血倾向的疾病，如血小板减少症、白血病等。

（3）皮肤过敏及患皮肤病的人禁刮。

（4）久病、年老、极度虚弱者慎刮。

（5）醉酒、过饥、过饱、过渴、过度疲劳者禁刮。

（二）操作方法

先在要刮的部位上涂刮痧油，让患者肌肉放松，然后用刮板从上向下刮。刮痧基本的操作方式是从上向下、从里向外，刮板和身体基本上呈 45°夹角。刮时要有一定的压力，一直刮到皮下出现红紫淤血斑为止，一般每个部位可刮15～20次。

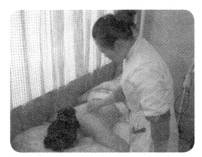

刮痧图

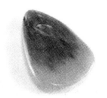

刮痧用的工具之一：牛角刮痧片

 特别提示

　　刮痧必须用刮痧油，用红花油代替是不好的。很多人都以为红花油可以活血化瘀，其实红花油里很多辅药对皮肤有刺激。比如辣椒素，辣椒素对治疗跌打损伤有益，但用作刮痧就会增加对皮肤的刺激，使皮肤变得粗糙、过敏、起疹子、出现黑斑。如在应急状态下用香油也是可以的，但是作为一种长期的保健治疗来说效果不如刮痧油。

（三）注意事项

（1）刮痧时应避风，注意保暖。室温较低时应尽量减少暴露部位，夏季高温

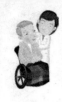
时不可在电扇下或有对流风处刮痧。

（2）刮痧过程中要严密观察患者的反应，如患者出现呕吐、腹泻、出汗、发冷、心慌等情况，应停止操作，让患者休息。

（3）刮痧后饮一杯热水，不但可以补充消耗的水分，还能促进新陈代谢，加速代谢产物的排出。

（4）刮痧后，为避免风寒之邪侵袭，须待皮肤毛孔闭合恢复原状后，方可洗浴，一般约3小时左右。

（5）刮痧不必非要出痧，出痧是体内有毒素的外在表现，如果身体健康，即使用大力刮痧，也不会出痧，反之即使手法不重，出痧也很明显。

八、吸痰法

吸痰的目的是清除呼吸道分泌物及呕吐物，使气道通畅，改善通气功能，预防呼吸道并发症。

（一）操作要领

（1）洗手。向老人解释，取得配合。

（2）帮老人取舒适位，头偏向一侧。必要时用压舌板张口。

（3）接通电源——打开吸引器开关——调节负压压力（40～53.3千帕）。

（4）用导管试吸盐水，检查是否通畅。

（5）导管从口腔或鼻腔插入。边吸边将导管上下左右移动。

（6）吸痰顺序：口腔颊部，咽部，气管分泌物。吸痰时间不宜超过15秒。

（7）边吸边用干净毛巾擦净口鼻分泌物。观察口腔黏膜有无损伤。

（8）观察分泌物的形状、颜色及数量。

（9）吸痰结束退出导管后，抽吸盐水冲净导管内痰液。导管消毒。

（二）注意事项

动作轻柔，防止呼吸道黏膜受损。

九、鼻饲

昏迷老人、口腔咽部疾病患者、食管狭窄患者、拒绝进食者（精神病人）、某些手术后的病人，可能要进行鼻饲护理，其目的是保证老人食物营养供给和治疗的需要。

（一）操作要领

（1）清醒老人在鼻饲前应向老人解释，取得配合。

（2）喂食前必须将老人的头、胸部抬高30°～50°。协助卧床老人右侧卧位。

（3）鼻饲管的深度45～55厘米，或自发际至剑突。

（4）如果老人出现呛咳、呼吸困难、紫绀，说明导管插入了气管，应立即拔出。

（5）检查鼻饲管是否在胃内。方法为：将胃管开口端放于盛水的碗中没有气泡溢出，说明导管在胃内；用无菌注射器从胃管开口处抽吸，有胃液流出，说明导管在胃内。

（6）鼻饲食物的温度在38～40℃，食量每次200～350毫升。每2～3小时一次，每天4～6次。每次准备的流食以一餐为准，剩余流食不可留到下次使用。

（7）喂食前后喂温开水50～100毫升，冲净胃管，防止食物积存在管腔中变质，堵塞胃管。

（8）鼻饲药物要研碎，用温开水稀释溶解后喂入，以防胃管阻塞。

（9）喂食完后，将胃管末端反折约3厘米，用清洁的纱布包裹夹闭。

（10）鼻饲用物必须保持清洁，防止消化道感染。长期鼻饲者应每日清洁口腔。

（11）喂食完毕后，让老人保持其体位30分钟，再恢复原舒适体位，防止喂食后胃内容物反流发生吸入性呼吸道疾病。

（12）定期（一月）更换胃管。换管时胃管应在晚上鼻饲后拔出。用纱布包裹近鼻孔的胃管，开口端夹紧（防止拔管时液体返流）。拔到咽喉处（14～16厘米处）快速拔出，以免液体滴入气管。鼻孔处的分泌物及时用纱布或干净小毛巾擦干净，防止流入口腔，堵塞气管。

（二）注意事项

（1）鼻饲前，必须检查胃管是否在胃内。

（2）昏迷病人喂食后不宜翻身、拍背，以免呕吐及误入气管。

十、灌肠法

灌肠分小量保留灌肠、大量不保留灌肠。大量不保留灌肠的目的是刺激肠蠕动，软化和清除粪便。排除肠内积气，减轻腹胀，清洁肠道，为手术检查做准备，为高热病人降温。

（一）操作要点

（1）洗手。向老人解释，取得配合。

（2）老人取左侧卧位，臀部齐床缘。

（3）灌肠液：0.1% ～ 0.2% 的软皂水或 0.9% 盐水 1000 ～ 1500 毫升。不可随意用自来水、井水等配制灌肠液。

（4）灌肠液温度：39 ～ 40℃。

（5）液面距肛门 40 ～ 60 厘米。

（6）排除灌肠管内气体。嘱老人深呼吸，肛管入肛门后进肠内深度 7 ～ 10 厘米。

（7）若溶液流入不通畅，可左右轻轻移动肛管。

（8）结束灌肠时，先关掉肛管开关再轻轻拔出，然后协助老人排便。

（二）注意事项

（1）灌肠过程中，随时观察老人反应，如发现面色苍白、出冷汗、剧烈腹痛即停止。

（2）保持体位 5 ～ 10 分钟。

十一、血糖仪的使用

正确的采血方法是选择左手无名指指尖两侧皮肤较薄处采血，因为手指两侧血管丰富，而神经末梢分布较少。在这个部位采血不仅不痛，而且出血充分，不会因为出血量不足而影响结果。采血前可将手臂下垂10～15秒，使指尖充血，待扎针后，轻轻推压手指两侧血管至指前端1/3处，让血慢慢溢出即可。

（一）使用方法

（1）检查血糖仪功能是否正常，试纸是否过期，试纸代码是否与血糖仪相符。每盒试纸都有编码，需在测量前根据试纸的编号调整仪器。

（2）采血针安装在采血笔内，根据皮肤厚薄程度调好采血针的深度。

（3）用温水或中性肥皂洗净双手，反复揉搓准备采血的手指，直至血运丰富。

（4）用75%的酒精消毒指腹，待干。打开血糖仪开关，用吸血的血糖仪，就取一条试纸插入机内；用滴血的血糖仪，就取一条试纸拿在手上；手指不可触及试纸测试区，取出试纸后随手将盖筒盖紧。

（5）采血笔紧挨指腹，按动弹簧开关，针刺指腹。最好手指两侧取血，不要过分挤压，以免组织液挤出与血标本相混而导致血糖测试值偏低。

（6）用吸血的血糖仪，将血吸到试纸专用区域后等待结果。用滴血的血糖仪，就将一滴饱满的血滴或抹到试纸测试区域后将试纸插入机内等待结果。不要追加滴血，否则会导致测试结果不准确。

（7）用棉棒按压手指10秒钟至不出血为止。

（8）监测值出现后记录，关机。检测完毕，将采血针戴上帽后妥善处理。

（二）注意事项

1.血糖仪和试纸要相匹配

目前血糖仪品种较多，从采血的性能上可分为吸血的血糖仪和滴血的血糖仪。不论选用哪个厂家的血糖仪，都必须使用该厂家的试纸。不同款式的血糖仪使用的试纸也不一样，是滴血的血糖仪就必须使用滴血的试纸，是吸血的血糖仪就必须使用吸血的试纸。

2.试纸的保存

试纸必须保存在原装的试纸筒内，放在阴凉、干燥处，以免受潮后影响测试的结果或测试不出结果。一旦试纸受潮，该试纸就不能再使用，必须重新更换试纸测试。

（三）血糖仪的校准

血糖仪校准，是利用模拟血糖液（购买时随仪器配送）检查血糖仪和试纸条相互运作是否正常。模拟血糖液含有已知浓度的葡萄糖，可与试纸条发生反应。

1.需做血糖仪校准的情况

（1）第一次使用新购的血糖仪时。

（2）每次使用新的一瓶试纸条时。

（3）怀疑血糖仪和试纸条出现问题时。

（4）测试结果未能反映出病人感觉的身体状况时，例如感觉到有低血糖症状，而测得的血糖结果却偏高。

（5）血糖仪摔跌后。

2.血糖仪校准时的注意事项

（1）不要使用过期的模拟血糖液。

（2）模拟血糖液开瓶后 3 个月内有效。第一次开瓶使用时应注明过期日期，3 个月后应将该瓶模拟血糖液丢弃。

（3）模拟血糖液不宜储存在温度超过 30℃的环境下，也不宜冷藏或冷冻。

（4）如模拟血糖液测试结果不在试纸盒上显示的可接受范围内，暂不要继续使用该血糖仪，应及时查找原因，与厂家联系。

（四）血糖仪的清洁

当血糖仪有尘垢、血渍时，用软布蘸清水清洁，不要用清洁剂清洗或将水渗入血糖仪内，更不要将血糖仪浸入水中或用水冲洗，以免损坏。

十二、胰岛素注射

（一）注射器注射法

胰岛素注射部位主要包括手臂上部及外侧、腹部、臀部和大腿前部及外侧。胰岛素应注射在皮下组织层，而不注射在肌肉层，肌肉层吸收快，易引起血糖波动。

也有人主张最好不将臀部选择为注射部位，因糖尿病病人抵抗力较差，容易发生感染而需要在此部位注射抗生素，故应将此处皮肤留作注射抗生素用。

身体各部皮肤对胰岛素的吸收速度不同，前臂及腹壁比臀部及大腿吸收快，在掌握注射时间时应予以注意。另外，有硬结或脂肪萎缩处不易吸取胰岛素，应避免使用。皮下注射胰岛素造成感染的机会很少，但病人还是应经常保持皮肤清洁，以减少由于注射胰岛素而引起感染的可能性。注射区是指以每 2~3 平方厘米为最小单位，网格状划分以上注射部位，形成的多个区域。

1. 准备

注射盘、皮肤消毒药液、1 毫升无菌注射器一套（密封在有效期内）、无菌棉签、胰岛素药液。

2. 操作

（1）饭前半小时携物至老人床旁做解释。

（2）选择注射部位。

（3）检查药液和注射器是否合格，确认合格后手持注射器抽取药液（剂量准确），抽好的药液注射器放置妥当。

（4）用棉签蘸取碘伏消毒皮肤（以注射点为中心螺旋式向外涂擦，直径为5厘米）。

（5）手持注射器排出气体，左手绷紧注射部位皮肤，右手持注射器（以食指固定针栓），使针头斜面向上并与皮肤呈30°～45°刺入皮肤，深度以针梗进入约2/3或1/2长（过瘦者可捏起皮肤注射），用小手指固定皮肤以保持角度，以左手指回拉针栓抽吸无回血后即可注入药液，同时观察老人的反应。

（6）注射完毕用干棉签轻按压针眼迅速拔针，帮助老人穿好衣服，协助老人取合适卧位。整理用物，洗手。

3.注意事项

（1）注射前注意观察局部组织状态，其部位应无感染、瘢痕、硬结，要求注重部位经常保持清洁。

（2）注射上臂三角肌部位时针头稍偏向外侧，避免损伤神经及其药液对三角肌的刺激。

（3）拔针时动作迅速并要注意角度，避免划伤组织。

（4）由于长期注射胰岛素，需要定期更换注射部位。

（5）从冰箱中取出的胰岛素，要先检查胰岛素的有效期，并在室温中放置半小时左右再注射。

（二）诺和笔注射法

1．准备

注射盘、碘伏、诺和笔、胰岛素、无菌棉签。

2．操作

（1）饭前半小时携物至老人床前，做好解释。

（2）安装诺和笔（按说明书进行安装）。

（3）将诺和胰岛素装入笔芯架内，将笔芯架与笔杆拧紧安装上针头（针头部位不可触及以免污染）。

（4）协助老人取舒适体位，选择注射部位，并暴露，用棉签消毒皮肤待干。

（5）手持诺和笔上下颠倒10次摇匀药液，拔下笔帽，调至所需的剂量刻度，推动注射键看到针尖处有一滴药液出来即可。

（6）左手绷紧注射部位皮肤，右手直握诺和笔垂直进针，推动注射键将药液

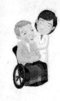
注入，停留 10 秒（防止药液未吸收在拔针时药液被带出），用干棉签轻按压针眼迅速拔针，盖好笔帽。

（7）穿衣，整理用物，洗手。

3.注意事项

（1）注射前注意观察局部组织状态，其部位应无感染、瘢痕、硬结，要求注重部位经常保持清洁，在腹部注射时应将注射区的皮肤提起再注射。

（2）操作中注意遵守无菌技术要求。

（3）由于长期注射胰岛素，需要定期更换注射部位。

十三、检验标本的采集

（一）小便收集

一般收集尿标本最好是清晨第一次尿的中段尿。晨尿浓度高，不受进食及服药的影响。标本的容器应清洁、干燥无杂质。晨尿采集后在2小时内送检。

（二）粪便常规标本

粪便常规标本收集的目的是检查粪便颜色、性状、有无脓血、寄生虫卵等。

1.收集用物

蜡纸盒、竹签。

2.操作方法

清晨留取标本，用竹签取5克大便（似蚕豆大小），放入蜡纸盒中送验。如为腹泻病人，应取脓、血、黏液等异常部分，如为水样便，可盛于大口玻璃瓶中送验。

 特别提示

采集标本时要求大便新鲜，不可混入其他血及尿，选择脓血及黏液部分或采集表面不同部分。

（三）痰标本收集

1.痰常规标本

痰常规标本收集的目的是检查痰液中的细菌、寄生虫卵和癌细胞等。

（1）用物：蜡纸盒或广口瓶。

（2）操作方法：嘱病人晨起用清水漱口清洁口腔，然后用力咳出气管深处的痰液，盛于蜡纸盒或广口瓶内，如查癌细胞，瓶内应放10%甲醛溶液或95%酒精溶液固定后送验。

2.痰培养标本

痰培养标本收集的目的是检查痰液中的致病菌。

（1）用物：朵贝氏液、无菌培养皿或瓶。

（2）操作方法：清晨痰量多，含菌量亦大，嘱病人先用朵贝氏液，再用清水漱口，以除去口腔中细菌，深吸气后用力咳出1～2口痰于培养皿或瓶中，及时送验。

3.24小时痰标本

24小时痰标本收集的目的是检查一日痰量，观察痰的性状、颜色、量、气味及内容物（虫卵计数）或浓缩查结核菌。

（1）用物：痰杯或广口无色玻璃瓶（容量500毫升）。

（2）操作方法：容器上贴好标签，注明起止时间。嘱老人将晨7时至次日7时的痰液全部留在容器中送验，不可将漱口液、唾液等混入。

本章习题：

1.简述人的正常体温状况。

2.怎样进行口腔测温？请实际操作读体温计。

3.脉搏的正常范围是多少？怎样数脉搏？

4.正常呼吸是怎样的？怎样测呼吸？

5.正常血压的范围是多少？怎样测血压？

6.可从哪些方面观察老人是否生病？

7.护理记录的内容有哪些？

8.怎样对餐具消毒？

9.怎样煎中药？服中药有哪些方法？

10.口服给药要注意哪些事项？

11.怎样滴眼药水？

12. 怎样用冰袋冷敷？如何进行酒精擦浴？

13. 热敷的方法有哪些？具体如何操作？

14. 蒸汽吸入法如何操作？

15. 拔火罐往往有罐斑，简述各种罐斑的含义。

16. 刮痧应注意什么？

第三章

老人生活照料

本章学习目标：

1.了解老人饮食的基本要求与特点，掌握老人饮食护理的方法与操作要点。

2.掌握为老人清洁卫生的各项工作（如洗脸、洗澡、口腔清洁、剃胡须、梳头洗头、洗脚、整理床铺等）的操作方法与步骤。

3.会为老人挑选衣服，会对老人进行穿着照料。

4.能为老人有效地进行睡眠护理。

5.会观察老人的排泄物，并能对老人的排泄进行各项护理。

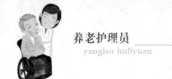

第一节　老人饮食照料

一、老人饮食基本要求

老人饮食的整体要求有三点，即三个平衡。

（一）质量和数量上要平衡

俗话说：早上要吃好（质量），中餐要吃饱（数量），晚上要吃少（数量、质量）。这是质量与数量上的平衡。

（二）饮食结构上要平衡

（1）调适饮食结构，即荤素、粗细粮、水陆物产、谷豆物搭配合理。

（2）调适质量结构，即"四低、一高、一适当"，低脂肪、低胆固醇、低盐、低糖，高纤维素饮食，适当量蛋白质。

（三）饮食时间上要平衡

一日三餐是中国人的习惯，老人饮食要根据自身的特点来定，总体原则是"少吃多餐"（即量少、次数多于三餐），以利于消化吸收，减轻消化器官的负担。

二、老人饮食基本特点

（一）六宜六不宜

1.宜软不宜硬

由于老人脾胃功能减弱，软食容易消化。再有老人多数肾虚，牙齿咀嚼能力较弱，胃肠功能减弱，消化液分泌量减少，故宜软不宜硬。

2.宜淡不宜咸

食物过咸，钠离子过剩，容易引起水钠蓄留，增加肾脏负担，导致水肿、血管收缩和血压上升。

3.宜素不宜荤

过食肥甘厚味，会引起脂质堆积，导致动脉硬化。俗话说："有钱难买老来瘦。"老人要忌大肉大荤，限食动物内脏，以植物油、鱼类、瘦肉为宜。

4.宜少不宜多

老人消化功能减弱，少食有两大好处：一是防止肥胖，二是减轻胃肠负担（中医认为脾胃为后天之本）。因此，宜少食多餐，少而精，不能饱食而卧。

5.宜温不宜冷

老人肾虚，不论是肾气、肾阳还是肾阴虚，都以热食为好（热属阳，向上动等），老人由于脏腑功能减弱等特点，尽量不要饮食过凉，哪怕是酷暑，冰棒、冰镇西瓜等都不宜多食。

6.宜鲜不宜陈

老人和小孩一样，脏腑功能较弱，容易受伤、发病，因此，饮食等以鲜者为好，陈者易生变。

（二）老人饭后六忌

1.一忌饭后一支烟

俗话说"饭后一支烟，赛过活神仙"，而现在认为"饭后一支烟，危害大无边"。因为餐后胃肠的血液循环功能加强，人体吸收功能达到最佳状态，烟中的"尼古丁"也就更易被吸收，对健康十分不利。

2.二忌饭后百步走

俗话说"饭后百步走，能活九十九"，其实这对老人并不适宜。因餐后食物要消化吸收需要大量的血液供给消化系统，餐后即走就会影响消化系统的血流，影响正常的消化功能。

3.三忌饭后即喝茶

茶叶中含有大量的单宁酸，这种物质进入胃肠后能使食物中的蛋白质变成不易消化的凝固物质。

4.四忌饭后马上吃水果

水果中含糖物质较多，易被肠吸收，若被堵塞在肠胃中，就会形成胀气，导致便秘等，通常饭后一小时再吃水果为好。

5.五忌饭后马上洗澡

其原理和饭后百步走相同。

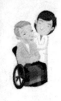

6.六忌饭后马上睡觉

饭后马上睡觉，食物会停滞胃中，影响消化。

三、提高老人的食欲

老人的饮食和营养，是护理员必须面对的一个重要问题，很多老人都有食欲不振的状况，提高老人的食欲是做好老人饮食营养护理的第一步。

（一）保证营养摄入

有些老人只吃清淡素食，不吃肉、鸡蛋、牛奶等，这种偏食习惯不符合生理上对营养的需要，甚至影响食欲。老人易患病，摄入的药物又较多，缺锌较普遍，所以总觉得吃东西不香，味觉减退，食欲不振。

因此，膳食制作应从营养构成全面、卫生、无害等方面考虑。选料要新鲜，品种要齐全，尽量翻新花样，做到荤素搭配、粗细粮结合、粮菜混吃。

（二）保持咀嚼功能

人到老年牙齿会松动或脱落，影响对食物的咀嚼，使味觉逐渐减退，从而造成食欲减退。为了更好地咀嚼食物，病牙、朽牙和残根应及早拔除，并在拔牙2～3个月后镶上假牙，以便恢复咀嚼功能。

对老人来说，菜、肉等烹饪原料不宜切得过大，应切成小块、碎末、细丝、薄片，在烹制过程中要注意油温、火候的调节，讲究烹调技术，尽量使食物达到软、嫩、烂的程度，使食物酥软，到口一嚼就能散碎便于老人细嚼慢咽，促进唾液分泌，利于消化。

（三）保持口腔卫生

一个不清洁的口腔是尝不出食物滋味的，因此，养老护理员可指导老人在刷牙时再刷一刷舌面。刷舌不仅对增加味觉很重要，而且可以减少舌背部的微生物，对预防龋齿也有帮助。

（四）刺激嗅觉与味觉

由于老人的嗅觉与味觉不太敏感，因此，食物的颜色、形状应悦目引人，菜肴中添加的佐料和调味料要浓些，但要少油腻，应尽量使饭菜"香气扑鼻"，这样可以诱发老人的食欲。

调味品中可选用桂花、玫瑰、陈皮、枸杞、丁香、姜末、八角、茴香、料酒、花椒和香油等，但应注意少用盐和糖。

（五）保护咽部

老人的咽部敏感性下降，因而食物中即使有异物进入咽部也不易感觉到，这样很容易造成伤害。所以，在制作老人膳食时，一定要将烹制原料中的骨、刺、核等物去掉。

四、老人用餐护理

（一）养老护理员在老人用餐护理中的主要工作

1.鼓励有自理能力的老人自己用餐

用餐是一种乐趣，自由自在地自己吃，才能真正感受到食物的美味和用餐带来的乐趣。有些护理员，护理有上肢功能或视力障碍的老人时，见他们吃起饭来很吃力，就不自觉地想给他们喂饭。其实，这并不是最好的护理方式。事实上，护理员应协助老人自己进食，这样才能使老人身体的机能得到恢复，最终实现生活自理。

2.给老人创造良好的用餐环境

优美、整洁的环境，适宜的温度、湿度，清新的空气，整洁、美观的餐具，这些都是增进食欲的条件。而不好闻的气味（如大便、尿味等）、不愉快的景象（如便器、呕吐物等）、不悦耳的声音（如大声的吵闹声、餐具的磕碰声等）都会影响食欲。

在护理老人进餐时，室内要保持整洁，空气要新鲜，必要时应通风换气，排除异味，室温要适度，气氛要轻松。

3.帮助老人养成良好的饮食习惯

良好的饮食习惯对维护健康起着非常重要的作用。如果饮食习惯不好，饮食量不当，暴饮暴食或严重偏食，就可能导致身体衰弱、病情恶化等。

护理员要根据具体情况进行营养知识的宣传和教育，帮助老人改变不适宜的饮食习惯。要改变多年形成的饮食习惯是很不容易的，护理员要对老人解释清楚调整饮食的原因及重要意义，让其相信改变既往的饮食习惯对获得健康的必要性。

4.协助老人采取舒适的进食姿势

护理员可使用折叠床、靠背垫、枕头、坐垫等帮助老人保持能使食物容易咽下的姿势。用餐时，要确保老人的上半身稍微前倾。如果老人的上身后仰，食物则容易进到与食道相邻的气管里，从而出现误咽现象。

（二）用餐护理的基本要求

（1）用餐前避免为老人做伴有痛苦、不安、兴奋的治疗和处置。

（2）保持老人口腔清洁。如果老人口腔不清洁，容易引起口腔疾病，并影响唾液分泌。口腔干净、清爽能使人心情舒畅，也会增强食欲。

（3）装盘、盛饭要讲究美观，具有一定的观赏性，以此调动老人的食欲。

（4）根据食物的性质调节其温度，味觉与食物的温度有一定关系，如甜味食物在30～40℃时感觉最甜；咸味和苦味食物则温度越高感觉越淡，温度越低感觉越浓；酸味则与温度变化没有多大关系，不过温度高了，刺激会稍微大一些。

（5）如果是在福利院，应尽量让老人到食堂与同伴一起用餐；如果是在家里，就让老人和家人一起用餐。

（6）护理员要着装整洁、干净利索，系上干净的围裙，以亲切、和蔼的态度对待老人；适当与老人交谈，唤起老人的食欲；协助老人进食时不要催促老人，一定要让老人细嚼慢咽。

（7）饭后护理员和老人都要洗手，还要督促老人勤刷牙，防止口臭。

（8）护理员在老人用餐过程中要注意观察老人的食欲和咽食情况，如有异常，随时通知老人的家人或护士（住院护理时），并注意采取预防措施。

（三）不同地点用餐的护理要求

1.在餐厅用餐时的护理要求

每天在哪里，和谁一起用餐都会给老人的饮食生活带来很大影响。现在，大部分福利机构都有餐厅，护理员应劝老人尽量到餐厅用餐。

（1）到餐厅用餐时，对能走路的老人，应尽量让他们自己摆上碗筷，端饭菜，饭后自己收拾饭桌。

（2）对行走不便的老人，要搀扶着或用轮椅接送，并帮助他们摆上食物，收拾碗筷。

（3）对患有上肢功能障碍的老人，要给他们提供各种自助餐具，协助他们用餐。

护理员应努力做到用温和的语言鼓励老人用餐，向老人讲述必要的营养知识。对老人面带笑容，让他们感受到温暖，从而感受到生活的价值，这是护理员的基本职责。

2.在卧室用餐时的护理要求

对于因身体虚弱或患病而无法去餐厅用餐的老人，应让他们在卧室用餐。这时候的用餐护理分为两种类型：一是对能坐起来用餐的老人的护理；二是对卧床老人的用餐护理。具体要求见下表：

在卧室用餐时的护理要求

类型	餐前准备	操作步骤
对能坐起来用餐的老人的护理	餐前要准备好以下物品：汤匙、叉子、筷子、茶杯、围巾、毛巾、防滑垫、防水布、痰盂 只要老人喜欢，用什么样的都可以，但必须是没有破损的、干净的餐具	步骤1：开窗户换空气，调整好室内温度 步骤2：整理床铺，收拾床头柜和餐桌，摆好餐具、防滑垫、防水布等 步骤3：就餐前帮助老人排泄、洗手和漱口 步骤4：为老人系上围巾 步骤5：确认饭菜的温度是否适宜，要是太热的话，先放一会儿，以免饭菜过热，烫伤老人 步骤6：最好让老人坐着吃，因为坐姿可以扩大视野，也有助于消化 步骤7：收拾碗筷后，帮老人刷牙、漱口，撤餐具
对卧床老人的用餐护理	（1）整理床铺，给老人盖好被子后，开窗换空气 （2）询问老人是否要排泄，用餐前应先排泄 （3）用餐前护理员和老人都要洗手	步骤1：让老人侧身躺下，把卷好的毛毯或被子垫在身后。如果一侧面部麻痹，应向健康侧躺下，不要向麻痹侧躺下 步骤2：床上铺毛巾或防水布，在老人的胸前垫一块毛巾 步骤3：在喂饭之前，让老人先看一眼食物，诱发食欲 步骤4：为了咽食畅通，湿润口腔和食道，促进唾液和胃液的分泌，饭前应先让老人喝茶、喝汤。喝水的时候，如果老人有力气吸，就用吸管；如果老人没有力气吸，就用汤匙喂。用汤匙时，让老人抬起舌头，把汤送进舌底下，以免汤顺着嘴角流出来。用吸管时注意水的温度，以免发生烫伤

续表

类型	餐前准备	操作步骤
		步骤5：喂食。要仔细观察咀嚼和咽食情况，一勺一勺慢慢地喂，并把干食和流食交替喂，喂饭时不要沉默不语，要经常问一问"还要吃什么""好吃吗"等，并鼓励老人多进食。注意在吞咽过程中不能问话，要确认老人咽下去后再问话，喂饭时，为了避免筷子和汤匙碰撞牙齿和牙床，应让老人张大嘴，把食物放在舌头上面，并随时观察咽食情况，以免食物滞留在麻痹侧 步骤6：饭后要询问老人的饥饱程度、满意程度及对护理的感受，以便下一次改善服务 步骤7：收拾碗筷后，帮老人刷牙、漱口，撤餐具及胸前的毛巾(或餐巾纸)，让老人变换体位，稍作休息

（四）不同状况下的用餐护理要求

1.有上肢运动功能障碍老人的饮食护理

老人患有麻痹、挛缩、变形、肌力低下、震颤等上肢障碍时，自己摄入食物易出现困难，但有些老人还是愿意自行进餐，此时，可以自制或提供各种特殊的餐具，如老人专用的叉、勺等，其柄很粗，以便于握持，也可将普通勺把用纱布或布条缠上；有些老人的口张不大，可选用婴儿用的小勺加以改造；使用筷子的精细动作对大脑是一种良性刺激，因此，应尽量维持老人的这种能力，可用弹性绳子将两根筷子连在一起，以防脱落。

2.有视力障碍老人的饮食护理

对于有视力障碍的老人，做好单独进餐的护理非常重要。护理员首先要向老人说明餐桌上食物的种类和位置，并帮助其用手触摸，以便确认。要提醒老人注意粥汤、茶水等容易引起烫伤的食物，食物中的骨头或鱼刺应剔除。

有视力障碍的老人可能因看不清食物而引起食欲减退，因此，要特别注意食物的味道和香味，并给他们讲点刺激食欲的话来调动食欲，也可以让老人与家属或其他老人一起进餐，营造良好的进餐气氛以增进食欲。

特别提示

帮助有视力障碍的老人用餐，应尽量让他们自己吃，并尽量给他们提供用餐方便的食物，如三明治、面包、馒头、包子、饺子等。为便于他们用餐，最好把食物的摆放位置固定下来。比如，可以根据老人喜欢吃的程度，将食物按顺时针或逆时针方向摆放，也可以把米饭放在左边，把流食放在右边，并让老人用手触摸确认。

3.对吞咽困难老人的饮食护理

老人存在会厌反应能力低下、会厌关闭不全或声门闭锁不全等情况，吞咽能力低下的老人很容易将食物误咽入气管。尤其是卧床老人，舌控制食物的能力减弱，更易引起误咽。因此，饮食护理要注意以下几点：

（1）给老人提供容易下咽的食物。容易下咽的食物有酸奶、豆腐、鸡蛋羹、面条、稀饭、粥等，而难以下咽的食物有年糕等黏性大的食物或水分少的面包、饼干、芋头等。烹调时尽量把食物切细些、煮烂些，还可以用芡粉把食物做成糊状。

（2）采取容易咽下的姿势。一般采取坐姿或半卧位比较安全，偏瘫的老人可采取侧卧位，最好是卧于健康侧。进食过程中应有护理员在旁观察，以防发生事故。

（3）让这些老人细嚼慢咽。喂饭时不能着急，要一点一点喂，并确认是否咽下。如果老人对进餐有恐怖感或厌恶感，应设法帮助老人消除这些精神障碍。

（4）随着年龄的增加，老人唾液的分泌相对减少，口腔黏膜的润滑作用减弱，因此，进餐前应先喝水湿润口腔，对于脑血管障碍以及神经失调的老人更应该如此。

五、照料老人饮水，预防脱水

一般高龄老人一天必需的水分摄取量为1400～2000毫升，不仅在进餐时需要摄取水分，平时也要准备茶水、饮料、牛奶、果汁等，根据老人的嗜好进行选择，以便保证正常的水分供应。一般有尿频和尿失禁的老人，因为担心总去厕所，夜间不能好好睡觉，又担心给护理员添麻烦而控制摄水量。对此，护理员应让他们白天多补充液体，晚餐后根据具体情况决定老人的饮水量。即使是健康的老人，也应向其说明喝水的重要性，积极督促老人喝水，并对高龄老人的脱水现象予以高度重视。

老人由于机体的衰老，细胞萎缩、脱落，体液含量低于青年人，同时心、肾功能低下，导致机体调节功能障碍，因而比青年人更容易出现脱水现象。但是，高龄老人平时一般感觉不到脱水，一旦发现症状为时已晚，并可能导致死亡。对此，养老护理员应特别注意。

（一）如何判断脱水

判断是否脱水，有一种简单的方法，就是看嘴唇是否发干，眼窝是否凹陷，或者先将皮肤捏起，再松手，看出现的皱纹是否能迅速复原。

养老护理员每天都要注意观察老人，如发现脱水现象，就必须立刻补充水分。

（二）预防脱水的措施

（1）认真做好个人水分摄入记录表，有计划地安排饮水。

（2）可以把老人一天所需的水装在容器里，让老人从早到晚分几次喝掉。

（3）如果出现呕吐、腹泻等容易引起脱水的疾病，更要引起高度重视。

（4）不能用口腔饮水时，要根据医生的指示进行非经口腔的水分补充（如静脉注射等）。

第二节　老人清洁卫生

一、为老人洗澡

养老护理员可根据老人的情况进行淋浴、盆浴及床上擦浴等。这里主要讲对偏瘫（中风）老人的洗澡护理。

（一）淋浴、盆浴

1.准备工作

（1）检查老人有无异常，如有以下情况，必须避免洗澡：

✓身体非常虚弱，心跳加快，呼吸困难，发烧等。

✓严重的贫血、出血性疾病及感染性疾病。

✓跌打创伤（包括褥疮）。

✓收缩压在200毫米汞柱以上。

✓空腹及饱餐后。

（2）调好浴室、更衣室的温度，即使是冬天也要保持在 22 ～ 24℃，尽量缩小两室的温差。

（3）要采取安全措施。地面要保持清洁、干爽，如地面湿滑，老人容易跌倒、摔伤。地面和浴盆里要铺上防滑垫。另外，在浴盆周围和洗浴室、更衣室的墙上要安装扶手。

（4）准备物品：一套干净的衣服、浴巾、毛巾2条、浴室用椅子（最好高度与浴盆保持一致，以便进出浴盆方便）、洗脸盆、搓脚石、香皂、浴液、洗发液、宽的布腰带等。

 特别提示

　　老人一个人洗浴的时候，要嘱咐其不要插上浴室门，一旦有异常情况应立即通知护理员，最好在浴室内安上呼叫铃。

2.淋浴、盆浴的护理步骤

步骤1：浴盆内放上水，将水温调至40～45℃。

步骤2：询问老人是否需要排泄，若需要，协助老人排泄。

步骤3：帮助老人脱衣，然后带其进入浴室。

步骤4：边调水温，边用热水冲洗椅子，让老人坐在椅子上，从脚部起往身上淋水，洗完下身后进浴盆浸泡。

步骤5：帮老人进浴盆。如果老人自己能进浴盆可以让他自己进浴盆，但要告知其正确的方法：老人要坐在浴盆外面的洗浴台上，用健侧的手抓住浴盆周围的扶手，先把健侧的腿放进浴盆里，然后用健侧的手抬起麻痹侧的腿放进浴盆里。

如果老人自己进浴盆不方便，护理员就要协助老人进浴盆。具体操作方法是：

✓护理员要站在老人的身后，用双手抱住老人的腰部或抓住缠在老人腰部的宽腰带，把老人慢慢扶起后，让老人坐在浴盆边缘的台上。

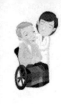
✓让老人用健侧的手抓住扶手，护理员用一只手抓住缠在老人腰部的宽腰带，扶住老人的身体，另一只手抬起老人麻痹的腿慢慢地放进浴盆里。

✓护理员从老人身后用双手抱住老人的腰部或抓住缠在老人腰部的宽腰带，慢慢地把老人放进浴盆里。

步骤6：洗澡。用香皂或浴液为老人擦洗身体后，要用水（40~45℃）反复冲洗其身体，并再次让老人浸泡在浴盆里暖和身体（5分钟左右即可）。

洗浴时，如果老人发生头晕、恶心、呼吸困难等症状，要立即结束洗浴，但不要让老人的身体骤然受冷，先用浴巾裹住其身体，休息一会儿，等平静下来后，再把老人送回房间，测量一下脉搏、体温、血压等。如果老人晕倒在浴盆里，不要慌张，也不要随意搬动，先拔掉排水栓将浴盆里的水排出，同时向医护人员或家庭成员求助。

步骤7：出浴盆。老人泡浴的时间掌握在10分钟左右，如果浸泡过久，容易导致疲倦。如果老人自己不能从浴盆里出来，护理员要予以协助，具体操作方法是：

✓让老人用健侧的手抓住扶手，用健侧的腿支撑身体。

✓护理员要站在老人的身后，用双手抱住老人的腰部或抓住腰带，与老人同时用力，把老人慢慢从浴盆里扶起来，使其坐在浴盆边缘的台上。

✓护理员一只手抓住缠在老人腰部的腰带，扶住老人的身体，另一只手抬起老人麻痹侧的腿慢慢地从浴盆里出来。

✓护理员要站在老人的对面，把老人的双腿微分开，把自己的一条腿插进老人双腿之间，用双手抱住老人的腰部或抓住缠在老人腰部的宽腰带，把老人慢慢扶起，然后让老人坐在椅子上。

步骤8：从浴盆里出来后迅速将老人身体擦干，为其穿上干净的衣服。

步骤9：穿衣后，扶老人回房间休息。

步骤10：洗浴之后要及时为老人补充水分，并再次进行脉搏、体温、血压等的测定，观察其有无异常。

（二）床上擦浴

对有皮肤病、褥疮及身体很虚弱而无法进行淋浴、盆浴的老人，应采用床上擦浴的清洁方法。

特别提示

　　要把老人身体全部擦洗一遍很费时间，也很辛苦，因此，可以分几次完成。另外，在老人发烧、脉搏跳动过快、血压高时不要进行擦浴。要根据老人的身体情况调整擦浴时间、部位和次数。

　　1.床上擦浴的准备

　　(1)擦浴前应准备好以下用品:洗脸盆2个,水桶2个(分别装干净水和污水),大浴巾2条(床上铺1条、身上盖1条),香皂或浴液,指甲刀,梳子,50%酒精,护肤用品(爽身粉、润肤剂),干净的衣裤1套和被褥。

　　(2)先进行脉搏、体温、血压等的测定,确认老人身体有无异常。

　　(3)询问老人是否要排泄。

　　(4)把老人移到床的一边。

　　(5)分别在两个洗脸盆里装热水,水温在50℃左右。

　　2.擦浴护理步骤

　　按照脸→耳→臂→颈→胸→腹→腿→背→腰→臀→会阴部的顺序擦。

　　步骤1:先擦洗脸及颈部,擦眼部时由内侧眼角向外侧眼角擦洗,并注意耳后及颈部皮肤皱褶处的清洁。

　　步骤2:协助老人脱下上衣,先脱近侧,后脱远侧;如老人肢体疼痛或有外伤,应先脱健侧,后脱患侧。在擦洗部位下垫上大毛巾,依次擦洗两上肢和胸腹部,继而协助老人侧卧以擦洗后颈、后背和臀部。擦洗时先用涂有浴皂的湿毛巾擦洗,然后用湿毛巾擦去皂液,再用清洗后的毛巾擦一遍,最后用干浴巾边按摩边擦干。

　　步骤3:上身擦洗完毕后为老人换上清洁衣服,先穿患肢,后穿健肢。

　　步骤4:协助老人脱裤,擦洗下肢、双脚,擦完后换上干净裤子,然后换水,用专用的盆和毛巾擦洗会阴。

　　步骤5:帮老人穿衣、梳头,必要时剪指甲及更换床单,清理用物,放回原处。

　　步骤6:为老人补充水分,确认其有无异常症状。

　　3.注意事项

（1）尽量让老人保持舒适的体位。

（2）尽量保护好个人隐私，要拉好窗帘，如果在福利院或医院多人同住的情况下，可以用帘或屏风挡住别人的视线。

（3）每擦洗一处，均应在其下面铺上浴巾，以免将床单弄湿。

（4）及时更换或添加热水，保持水温，避免着凉。

（5）注意观察老人的皮肤有无异常，擦洗完毕,可在骨突处用 50% 酒精做按摩，防止出现压疮。

（6）注意观察老人情况，若出现面色苍白、发冷等，应立即停止擦洗，并采取保暖措施。

（7）擦洗动作要敏捷，用力适当，从末梢往中枢方向擦，注意擦洗身体凹凸部位和皮肤重合的部位，并注意避免老人不必要的暴露，防止受凉。

二、脸部的清洁与护理

脸部的清洁与护理是日常生活的必要环节。不管是健康的老人，还是卧床的老人，每天都要洗脸、护脸。如遇到身体障碍，生活不能自理时，脸部的清洁与护理需在护理员的帮助下进行。

（一）准备用品

洗脸盆、毛巾 2～3 条（老人专用）、洗面奶或香皂、护肤品。

（二）脸部的清洁顺序

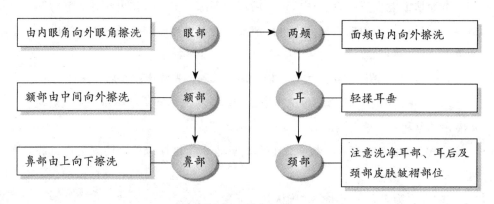

脸部的清洁顺序

（三）操作步骤

步骤1：向老人解释，征得老人同意后，将毛巾铺在枕头上和胸前。

步骤2：把折好的小毛巾放进装有水的脸盆里（水温不宜太高），拿出来后拧干（不要拧太干），按上述顺序擦洗脸部，再用洗面奶或香皂擦洗脸部（根据老人的习惯和皮肤状况选择洗面奶或香皂等清洁用品），用清水反复清洗毛巾后擦净脸部。

步骤3：清洁脸部后，给老人擦上爽肤水、乳液等护肤品，护理皮肤。

三、口腔的清洁与护理

口腔内易存种类繁多的细菌，一旦全身抵抗力下降，病菌会大量生长繁殖，不但会引起口臭及消化功能降低，还能引起许多并发症，如腮腺炎、中耳炎、口腔炎、肺炎等。因此，应重视口腔卫生。老年痴呆病人生活自理能力差，需人督促；晚期严重痴呆者不会刷牙、不知要刷牙，或因瘫痪、长期卧床而不方便刷牙的老人等，均需护理员照料，给予口腔护理。

（一）口腔护理的基本要求

（1）保持口腔的清洁、湿润，使病人舒适，预防口腔感染等并发症。

（2）防止口臭、口垢，促进食欲，保持口腔正常功能。

（3）观察口腔黏膜和舌苔的变化，特殊的口腔气味能提示老人的身体状况。例如，糖尿病病人如口腔出现苹果味，则提示有酮症酸中毒的可能。

（二）口腔护理方法

1.对能坐起来的老人进行口腔护理

将毛巾围在老人的颈部，垂于胸前，将脸盆放在老人面前，由老人自己刷牙漱口。

2.对瘫痪、卧床老人进行口腔护理

（1）协助老人侧卧，头侧向护理者一侧。

（2）将干毛巾围在老人颌下，以防弄湿被褥；用盘或碗置于老人口角处，以便老人吐出漱口水。

（3）用湿棉球湿润口唇、口角，观察口腔黏膜有无出血、溃疡等现象。对戴假牙的老人应帮助其取下假牙，用冷开水冲洗、刷净，待老人洗漱后戴回。

（4）让老人先用温盐水漱口，最好让老人自己刷牙，如果老人有困难就帮助其刷牙。

3.对严重痴呆、不会刷牙的老人进行口腔护理

（1）用冷开水或1%食盐水棉球或盐水纱布，裹食指擦洗老人口腔黏膜及牙的3个面（外面、咬面、内面）。手法是，顺齿缝由齿根擦向齿面，再由舌面到舌根。注意防止被老人咬伤手指。也可用沾湿了的棉签擦洗口腔。

（2）对清醒的病人，可让其用吸管吸入漱口水，再将漱口水吐入口角边的盆内。对神志不清的病人，要防止他们将棉球误吸入气管，造成窒息。

（3）刷牙后擦干老人脸部。

（4）用手电筒检查老人的口腔内部是否已清洗干净，再在其唇部涂石蜡油或甘油。

有口腔溃疡者，可涂1%龙胆紫、冰硼散。有假牙的老人，在饭后或睡前取下假牙，用牙刷刷洗，冷水冲净后放冷清水中浸泡，次日早晨再替老人装上；如暂时不用假牙，可浸泡在清水中，每天换水1次。

（三）义齿清洁

义齿也就是假牙。

义齿与真牙一样也会积聚一些食物、碎屑等，同样需要清洁护理。其刷牙方法与真牙的刷法相同。使用者白天配戴义齿，以增进咀嚼功能，同时也能保持良好的口腔外观。晚上可将义齿摘下，使牙龈得到保养，将义齿存放于冷水杯中，以防丢失或损坏。注意义齿不能存放于热水和乙醇中，以防变形。每餐后都应清洗义齿，每天至少清洁舌头和口腔黏膜一次，并按摩牙龈部。

 特别提示

提醒老人或其家人每隔3~6个月去医院检查一次假牙，以便及时发现问题，如假牙的卡环松动、脱落，要及时修复，避免卡环损伤软组织和假牙被误吞入食道。

四、为老人剃胡须

许多男性老人需要每天剃胡须，应尽量使用电动剃须刀，因为它比剃刀片更

安全，也容易掌握。

（一）基本要求

（1）如老人能自己剃胡须，应为他们准备好物品，拿来镜子，并让室内有充足的光线。

（2）对不能自理的老人，应帮他剃胡须。事先要仔细阅读电动剃须刀的说明书，按要求操作。

（3）使用剃须刀一定要小心，避免损伤老人的皮肤。

（4）不要让手颤、视力不好、精神紧张不安或情绪低落的老人自己使用剃须刀，而应帮他们剃须。

（二）操作程序

1.清洁皮肤

剃须前首先要清洁皮肤，应先用中性肥皂洗净脸部。在剃须时，如脸上、胡须上留有污物及灰尘，剃刀对皮肤会产生刺激，如碰伤皮肤，污物还会引起皮肤感染。

2.软化胡须

洗净脸后，用热毛巾捂胡须，或将软化胡须膏涂于胡须上，待胡须软化后，再涂上剃须膏或皂液，以利于刀锋对胡须的切割并减轻对皮肤的刺激。

剃须膏是男性剃须的专用品，有泡沫型和非泡沫型两种，有的还可自动发热。剃须膏使用方法比较简单，先用温水将胡须部位拍湿后，再挤少量剃须膏均匀地涂抹在胡须上，待泡沫出现或稍等片刻后，即可开始剃须。

3.剃须

剃须时提醒老人绷紧皮肤，以减少剃刀在皮肤上运行时的阻力，并可防止碰破皮肤。

剃须的顺序是：从左至右，从上到下，先顺毛孔剃刮，再逆毛孔剃刮，最后再顺刮一次就可基本剃净。注意不要东刮一刀，西刮一刀，毫无章法地乱剃。剃刮完毕，用热毛巾把泡沫擦净或用温水洗净后，检查一下还有没有胡茬。

4.剃须后应注意皮肤保养

剃刮胡须对皮肤有一定的刺激，并且易使皮脂膜受损。为了在新皮脂膜再生之前保护好皮肤，应在剃须后用热毛巾再敷上几分钟，然后选用诸如须后膏、须后水、面后蜜、护肤脂或润肤霜之类的护肤品外搽。这样可形成保护膜，使皮肤

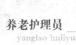
少受外界刺激。

（三）为蓄须的老人修剪胡须

对于蓄须的老人，修剪胡须时可用一把细齿小木梳和一把弯头小剪，先将胡须梳顺，然后剪掉翘起的胡子和长于胡型的胡子，使修剪后的胡须保持整齐的外形。上唇胡须的下缘要齐整，否则会影响面容美观。如果要改变胡子的形状，可用小剪刀将不需要的部分仔细地修剪掉，不要一下子剪得太多，以免失手而影响胡型。

首先要清洁胡须，每天应认真清洗胡须，以免尘埃及脏物污染胡须和其根基部的皮肤。洗完后可涂少量的滋润剂，以保持胡须的柔软和光泽。

五、为老人护理头发

帮助生活不能自理的老人做好头发护理是一件关系到老人能否生活舒适、心情舒畅的大事。做好头发护理有许多益处：可以增进头皮的血液循环，有利于身体健康；去除头上的污秽和脱落的皮屑，可以使老人清洁、舒适、美观；还可以预防和灭除头虱。

头发护理包括梳头和洗头两种。

（一）梳头

1.梳头工具

梳头工具自然是梳子。梳子必须干净，经常清洗。梳子齿和缝既不能过稀也不能过密，过稀不能将头发理顺，头皮屑也易漏掉，过密则梳理费劲并易扯断头发。不要用篦子篦头，篦齿太密，头发常因牵扯而脱落。塑料梳子梳头时易产生静电反应，最好使用木梳，黄杨木梳最佳。

 特别提示

头发稀疏或没有头发的老人，可直接用手指代替梳子梳理。开始时应由前发际缓慢梳向后发际，边梳理边揉擦头皮。一般一日梳理3次，早起后、午休前、临睡前各一次，每次10～30分钟或更长时间，用力适中，以使头皮有热、胀、麻的感觉为好。

2.梳头时间

梳头宜早晚进行，每次5～10分钟。

3.正确的梳头方法

正确的梳头方法分为三个阶段，先梳开发尾打结处，然后从中段梳向发尾，最后由发根轻轻刺激头皮，梳向发梢。梳发时用力要轻柔，切忌用力拉扯，对于特别难梳理的头发，可以先喷一些梳发油或顺发精。

头发被梳拉的方向应与头皮垂直，头顶和头后部的头发向上梳，左右两侧的头发向左右两边梳。不易梳开的脏乱头发，一定要从发梢梳开后再向发根移动，切不可从发根硬梳，以免损伤头发。梳头时要一束一束地慢慢梳理，不能乱扯乱拉。

4.给卧床老人梳头的方法

对卧床老人，可在床上梳头。

（1）把毛巾铺在老人的枕头上，让老人把头转向一侧或侧卧。

（2）将头发分布在左右两边，梳理好一边，再梳理另一边。长发者可酌情编辫子或扎成束。

（3）如头发打结，可用 30% 酒精湿润后，再小心梳理。

（4）梳理完毕，撤下毛巾。

（二）洗发

1.坐位洗头法

（1）准备物品：毛巾 2 条、洗发液、梳子、40 ～ 42℃温水、水壶、坐椅等。

（2）告诉老人准备洗头，搀扶老人坐在水盆前。

（3）将干毛巾围在老人的衣领处。

（4）让老人手扶盆缘，身体往前倾，闭上眼睛低下头。护理员一手扶持老人头部，一手用湿毛巾蘸水淋湿头发。

（5）用洗发液均匀地揉搓头发，并用十指指腹按摩头皮。

（6）搓洗完后用温水冲净洗发液，为老人擦干头发与脸部。

（7）将头发梳理整齐，有条件的可用电吹风机吹干头发。

（8）搀扶老人回房休息后整理物品。

2.洗发的注意事项

（1）将室温调至22～24℃，以免洗头时着凉。

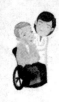
（2）先干梳头，除去掉发，为老人梳头时动作要轻，不可强行梳拉，要按住发根，从发根至发梢一点一点地梳理。

（3）在洗发过程中尽量让老人保持舒适的体位。

（4）操作动作应轻柔、敏捷、准确，不要用指甲刮伤老人的头皮，要用指腹轻轻揉搓、按摩头皮。

（5）洗发时随时注意询问老人有无不适、水温是否合适、揉搓是否恰当，以便随时调整操作方法。

（6）洗完头发后，不要用干毛巾用力擦头发，而要用毛巾裹住头，轻轻沾干水分。

（7）若使用电吹风吹干头发，最好与头发保持10厘米左右的距离，以免损伤头发。

3.卧床老人的头发护理

在家中，对卧床老人的头发护理十分重要，其中给卧床老人洗头有不少技巧和注意事项，现介绍简便实用的"扣杯洗发法"。洗发时，最好两人配合操作。

（1）洗发用品。多数可利用家中现有用品，包括：搪瓷或塑料杯（口径10～12厘米，高15厘米左右）、小毛巾3条、大毛巾1条、洗脸盆1只、塑料布（橡皮布更好）1块、水壶1只、水桶1个、橡皮管1条（长1米左右）、梳子、电吹风、棉球、别针或衣夹、40～45℃温水、洗发液或香皂。

（2）洗发步骤与方法

步骤1：将老人调整到适合洗发的体位，将枕头放至肩下，把塑料布和大毛巾垫在老人的头和肩下，解开老人衣领，将毛巾围在颈部，用别针或衣夹固定，用棉球塞住外耳道。

步骤2：洗脸盆底部放1块毛巾，将搪瓷或塑料口杯倒扣在毛巾上，以防止口杯滑动，另一块毛巾折叠后置于口杯底上，使老人枕部枕在毛巾上，将橡皮管一端置于洗脸盆里，另一端置于污水桶内，以利用虹吸作用，排出污水。

步骤3：测水温。最好用水温计测水温，切不可用体温计测水温。洗发水温以40～45℃为宜，如无水温计，也可用手测试，以手感到微温但不烫即可，也可根据老人的感觉来调节水温。

步骤4：用水壶中的温水充分湿润头发，然后在头发上涂上洗发液或香皂，轻轻揉搓头发和头皮，用梳子梳去落发，再用温水反复冲洗。如头发较脏，可反复洗涤2～3次，至洗净为止。

步骤5：洗发完毕解下颈部毛巾，包住头发，一手托住老人头部，一手撤去洗脸盆，除去耳部棉球，用毛巾擦去头发水分，然后用大毛巾擦干头发，或用电吹风吹干头发，并梳理头发。

步骤6：撤除洗发用品，协助老人恢复适当卧位，整理床铺。

相关知识：

使用吹风机吹发的正确方法

1.洗过头发之后用毛巾轻轻擦去水分，再用毛巾轻轻地按摩头皮，吸掉发根的水分。最好不要使用浴巾，应准备专门的毛巾擦头发。湿毛巾的吸水性会降低，影响干燥效果，建议使用吸水性良好的干毛巾，可以减短吹风机的干燥时间，从而把头发损伤降低到最小。

2.从中间把头发分开，为了在最短的时间内使头发干燥，在干燥前要先将头发从中间分为两部分，分别干燥。也可以根据头发的多少和长度，平均分为四部分。

3.由发根开始使用吹风机，从一侧开始，用吹风机从发根吹向发梢部位。先用热风吹到九成干，再调成冷风吹，直到头发完全干燥。

4.干燥头发中间部分时，与上一个步骤一样，先用热风去除多余的水分，再用冷风使其完全干燥。头发的中间部位是发根与发梢的过渡部位，应该快速干燥。要注意不要将梳子过深地插入到头发中去。

5.干燥发梢部位。发梢部位可以边梳理边干燥，与发根和中间部位干燥相同，同样先用热风干燥，然后用冷风去除剩余的水分。

6.在吹风过程中要根据头发状况调节吹风机的温度。只使用热风会使头发过于干燥，容易使头发受到损伤，因此必须先使用热风，然后使用冷风来干燥头发。在没有时间的情况下，可以使用热风快速地干燥头发，然后换用冷风，使头发在2分钟内冷却下来。

（三）灭头虱

如发现被照料老人有头虱，应及时除灭头虱及虮。灭头虱、虮不但可解除老人的痛苦，还能预防由头虱所传染的疾病。

1.用物准备

胶披肩一件，梳及篦各一把，棉花及棉块若干，一盆清水用以浸梳、篦及沾湿棉块，灭头虱药——减虱液，浴帽，一次性胶手套、胶围裙；盛污物胶袋。

2.操作步骤

（1）先用药水把所有头发湿透，反复搓擦，让药水到达头皮，特别留意发根、发须、发缘、耳背及颈后头虱、虮喜欢的安居地。

（2）用洁净毛巾或浴帽严实包裹住发缘以上的头部12小时以上再冲洗，趁头发仍湿时用密齿梳或篦子从发根起梳匀，篦去依附在头发上的死虱和虮，并洗头。如发现仍有活虱，需重复以上操作直至将头虱清杀干净。

（3）同时应为照料者彻底更换衣裤、被服。被更换下来的被服，或焚烧、或用药液浸泡煮沸消毒处理。

3.注意事项

（1）搽药时，慎防入眼。

（2）切勿长期连续使用灭虱药，每周可用药一次，不得连续使用超过3个星期。如受照料者头发过长，可征询其同意将长发剪短，并将剪下的头发裹好后弃于垃圾桶内。

（3）与受照料老人有紧密接触者，应同时接受治疗，杜绝交叉感染机会。

六、为老人修剪指（趾）甲

（一）为老人修剪手指甲

1.修甲时间

人体指（趾）甲生长速度平均每日0.1毫米，受疾病、营养状况、环境及生活习惯改变等因素的影响，略有差异。一般15天左右修剪一次即可。

2.修甲工具

常用的为指甲刀，此外还有磨砂片、竹片等。

3.修甲步骤与方法

步骤1：准备物品和器械包括脸盆（内盛1／3的温水）、肥皂、毛巾、指甲刀、搽手油等。

步骤2：将老人的手泡在温水中，然后用肥皂和水清洗干净，一方面可松解指甲缝里的脏东西，另外也可暂时软化指甲表面。

步骤3：洗净后用毛巾擦干双手。

步骤4：涂搽手油，并反复揉擦。

步骤5：用指甲刀修剪指甲。不要剪得太秃，同时剪掉倒刺，倒刺千万不要用手撕。

步骤6：用指甲刀的锉面将指甲边缘锉平，以免粗糙的指甲边缘勾挂衣服，或引起指甲破损。

 特别提示

对手颤或患抑郁症的老人，不能用剪刀剪指甲，以免发生伤害。

（二）为老人修剪脚趾甲

老人自己剪脚趾甲是最困难的事，要尽量为其做好这项护理。

步骤1：准备物品和器械，同上。

步骤2：让老人泡脚，时间可依趾甲厚度、硬度及老人全身情况等而定。

步骤3：用肥皂和水清洗双脚，用毛巾擦干，涂油膏。

步骤4：用指甲刀沿切线方向剪脚趾甲，然后用指甲刀的锉面磨平趾甲边缘。

 特别提示

如趾甲长到肉里，应尽量剪掉。如趾甲有向角内生长的趋势，可在趾甲中央刻一凹槽，帮助趾甲边缘和角向中央生长。修理趾甲时，注意观察老人有无鸡眼和胼胝，如有，可用油膏软化，并请医生治疗。对糖尿病患者，剪脚趾甲时要特别小心，因为他们特别容易受伤及发生感染。

七、洗脚

（一）洗脚的好处

洗脚是一种安全的物理疗法，不仅可治足部疾患，如脚气、脚垫、脚干裂

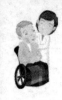

以及下肢麻木、酸痛、肿胀等病症，而且对防治感冒、关节炎、高血压、神经衰弱、眩晕、失眠等病症也都有确实的疗效。

每天都洗脚，可使足部穴位受到热力按摩，促进人体血脉运行，调理脏腑、平衡阴阳、舒张经脉、轻身健体。

（二）洗脚的方法

每天临睡前，准备38～40℃热水，将老人的双脚浸泡于覆过脚面的水中。然后用手反复搓揉足背、足心、足趾，可以重力按摩足部一些穴位，如涌泉穴等。为维持水温，可边洗边加热水，浸泡20～30分钟为宜。

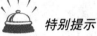

特别提示

冬天，老人脚易裂口，可把喝剩下的茶根倒在洗脚水中用来泡脚，效果不错。

八、会阴清洁

会阴部是最容易受污染的部位。如果会阴部不干净，不仅有恶臭味，还会引起感染。所以，会阴部要经常清洗。

由于会阴部是隐私部位，有的老人会觉得害羞。因此，清洗时要事先准备好屏风或其他遮挡物遮住别人的视线。

（一）准备物品

老人专用小毛巾或纱布2片、防水布、香皂或专用清洁剂、便盆、装有温水的饮料瓶、塑料手套。

（二）操作步骤

步骤1：先询问老人是否要排泄。如有排泄要求，待老人排泄后再清洗会阴部。

步骤2：让老人仰卧，帮老人脱裤，脱至膝下，在老人的臀部下面铺防水布，垫上便盆，帮老人分开两腿。

步骤3：戴好手套，用装有温水的瓶子操作。用瓶水先冲洗阴部和肛门，然后一边倒水一边用小毛巾或纱布清洗。污染严重时要涂上香皂仔细清洗。皮肤有皱褶的地方要翻开皱褶处清除污垢。给男性清洗时要抬起性器官，冲洗下边，龟头部容易积存污垢，要认真清洗。

步骤4：洗净后用干毛巾擦干。

九、整理床铺、更换床单

（一）为卧床老人整理床铺

步骤1：关好门窗，移开床旁桌椅。如病情许可，可放平床头，便于彻底清扫。

步骤2：协助老人翻身至对侧，松开近侧床单，用床刷从床头至床尾扫净床单上的渣屑，应注意将枕下及老人身下各层彻底扫净，然后将床单拉平铺好，协助老人翻身卧于扫净的一侧。

步骤3：转至对侧依上法逐层清扫，并拉平床单铺好，帮助老人仰卧躺好。

步骤4：整理被子，将棉被拉平，为老人盖好。

步骤5：取下枕头，揉松，放于老人头下。

（二）为卧床老人更换床单

步骤1：酌情关好门窗。

步骤2：放平老人，帮助老人侧卧在床的一边，背向护理员，枕头与老人一起移向对侧。

步骤3：将脏污床单卷起，塞入老人身下，扫净垫褥上的渣屑。

步骤4：将清洁床单铺在床的一边（正面在内），叠缝中线与床中线对齐，将上半幅卷起塞在老人身下，靠近侧的半幅自床头、床尾、中间先后履平拉紧塞入床垫下，帮助老人转侧卧于清洁床单上。护理员转至对侧，将脏污床单自床头至床尾边卷边拉出，然后将清洁床单拉平，用上法铺好，帮助老人取仰卧位躺好。

步骤5：盖好棉被，拉平，使老人舒适平卧。

步骤6：一手扶住老人的头颈部，另一手速将枕头取出，然后轻轻放下老人头部，迅速更换枕套后给老人枕好。

十、预防褥疮

（一）卧床老人易患褥疮部位

褥疮发生在长期受压和缺乏脂肪组织、无肌肉包裹或肌肉较薄的骨隆突处，如枕骨粗隆、耳郭、肩胛部、脊椎体隆突处、髋部、髂嵴、骶尾部、坐骨结节、内外踝、足跟部等。多由于患者全身营养及代谢的改变，长时间受压引起局部血液循环障碍而促成褥疮发生。

（二）褥疮的预防与护理

1.勤翻身

翻身时应特别注意枕骨粗隆、耳郭、肩胛部、肘部、骶尾部、髂部、膝关节内外侧、内外踝、足跟部等骨突受压部位。卧床老人应每2小时翻身1次，夜间可每3小时翻身1次，动作要轻柔，避免拖、拉、推等动作，以免擦伤皮肤。骨突起部位，应加用海绵垫，有条件者可垫上橡皮圈，以减轻局部受压。

相关知识：

如何帮助卧床老人翻身

要点一：老人从仰卧位转到健侧在下的侧卧位。

（1）床铺必须尽量保持平整。

（2）老人屈膝平躺，足跟紧贴床铺，以保持平衡。

（3）方法：护理员一手将膝关节向下托，另一手翻转骨盆，接着借枕头移动肩关节，使老人翻转。要注意，动作不能太重，避免老人肩关节脱位，要教会老人在护理员翻转上身时做配合，用下肢协助做翻转动作。

（4）可训练老人以健侧手支持患侧手伸直，护理员同时翻转臀部和足底以引导偏瘫侧翻转。

要点二：老人从侧卧位转到仰卧位。

（1）老人偏瘫侧膝关节屈曲。

（2）老人双手紧贴一起，以利于掌握平衡。

（3）护理员同时翻转肩和臀部，使老人仰卧。

要点三：老人从仰卧位转到患侧在下的侧卧位。

（1）护理员同时引导老人偏瘫侧肩和膝关节，帮助固定和内收这两个关节。

（2）老人自行把健侧肢体移到另一侧。

（3）护理员动作要缓慢，要注意老人患侧肢体的位置。

要点四：帮助老人从卧位到坐位。

（1）护理员一手扶住老人偏瘫侧肩部，另一手抱住老人的膝关节，使老人膝关节屈曲，然后缓慢地移动老人，使老人坐起来。

（2）老人可自行训练用健侧手撑住床铺，配合护理员动作，以减轻护理员负担。

2.勤换洗

对大小便失禁的老人，要及时清除排泄物，避免因潮湿刺激皮肤。对被排泄物污染的衣服、被褥、床单等，应及时更换，保持老人皮肤清洁卫生，以免感染。

3.勤整理

要保持床铺清洁、平整、干燥、柔软，每次帮老人翻身时要注意整理床面，使之平整，无杂物，防止擦伤皮肤。

4.勤检查

每次翻身时要注意观察老人局部受压的皮肤，发现异常时立即采取积极措施，防止病情发展。

5.勤按摩

主要是按摩褥疮易发的骨突出部位。按摩时用手掌紧贴皮肤，压力由轻到重，再由重到轻，作环形按摩。按摩后用5%酒精或红花油擦涂，冬天可选用跌打油或皮肤乳剂，以促进局部血液循环，改善营养，防止褥疮发生。

6.加强营养

营养不良者皮肤对压力损伤的耐受能力较差，容易发生褥疮，所以，应给予高蛋白、高维生素饮食，并应协助老人摄足水分，以增强皮肤的抵抗力。

7.协助做床上运动

鼓励老人做床上运动，不能活动者的被动肢体运动不仅可以减轻组织受压，也可以促进血液循环。

8.心理支持及健康教育

及时与老人沟通，了解其心理状态，对于拒绝翻身的老人，要讲明预防褥疮的重要性。

（三）褥疮的家庭治疗

可在医务人员指导下进行以下操作：

（1）凡发生红肿、水疱或疮面的部位，必须定时变换体位，并酌情增加翻身次数，使用适当的垫圈，有洞的床板、床垫等，以减少局部皮肤受压。

（2）局部红肿者涂以 2.5% 碘酊，或用 75% 酒精湿敷，以促进吸收和消散，千万不可按摩。

（3）有水疱者，在水疱部位用 2.5% 碘酊和 75% 酒精消毒，用一次性无菌注射器（医疗器械商店有售）抽出疱内液体，再涂上消炎药膏，盖上无菌纱布。

（4）如皮肤已破溃，但创面不深、不大，可用 60～100 瓦灯泡烤创面，使其保持干燥，每次 20 分钟，但要掌握好距离，防止烫伤，烤后涂消炎药膏，盖上纱布。

（5）增加老人营养，以利创面愈合。

特别提示

创面较深、较大者，应请社区医务人员诊治，或到医院诊治。

第三节　老人穿着照料

一、如何为老人选衣服

老人身体衰退，机体抵抗能力变弱，体温调节功能降低，皮肤汗腺萎缩，冬怕冷、夏惧热。因此，老人衣着服饰的选择应以暖、轻、软、宽大、简单为原则。

（一）不同季节的衣服选择

1.夏季

夏季，要为老人选择吸汗能力强、通气性好、开襟部分宽、穿着舒服、便于洗涤的衣服，以便体热的散发、传导，不宜穿深色的衣服。丝绸不易与湿皮肤紧贴，易于散热，做夏装最合适。

2.冬季

冬季，要为老人选择保暖性能好的衣服，但不要穿得太多，否则出微汗后经冷风一吹，反而容易感冒。

穿衣时要特别注意身体重要部位的保暖，上半身要注意背部和上臂的保暖，下半身要注意腹部、腰部和大腿的保暖，如加一件棉背心，戴顶"老头帽"，对防止受凉有很大帮助。冬天的棉裤较重，易下坠，最好做成背带式。

（二）式样选择

老人的衣服要求宽大、轻软、合体，穿起来感觉舒适，同时衣服样式要简单，穿脱方便，不要穿套头衣服，纽扣多的衣服也不适宜，宜穿对襟服装。

（三）贴身衣服的选择

老人的贴身衣服最好选用棉布或棉织品，不宜穿化纤衣服。因为化纤内衣带静电，对皮肤有刺激作用，容易引起老人皮肤瘙痒。但患风湿性关节炎的老人可以穿用氯纶制成的裤子，因为氯纶产生的静电对治疗风湿性关节炎有一定帮助。

（四）鞋袜的选择

双脚是血管分布的末梢，脚的皮下脂肪比较薄，大部分为致密纤维组织，保温作用较差。"寒从脚下生"就是这个道理。老人由于末梢血管循环较常人更差，也更容易脚冷。老人双脚受凉会反射性引起鼻黏膜血管收缩，引发感冒，有的还会出现胃痛、腹泻、心率异常、腿麻木等症状。因此，老人要准备不同季节穿的鞋袜。在冬季，最好穿保温、透气、防滑的棉鞋，穿防寒性能较好的棉袜和仿毛尼龙袜。其他季节，老人宜穿轻便布鞋，老年妇女不宜穿高跟鞋，以防扭伤。

二、照料老人穿着的基本要求

（1）尽量让老人自己穿脱衣服，当老人实在不能自己穿脱时再帮助。

（2）认真观察老人穿脱衣服的动作，以便很好地掌握老人的动作特点，给予相应的帮助。

（3）内衣和睡衣要勤换，夏天一般每天更换，冬天则 2～3 天更换一次。

（4）换衣时要调节好室内温度。冬季给老人更换衣服时，不仅要保证适宜的室内温度，并且要求护理员先把自己的手暖和好，尽量不要用冰冷的手触摸老人的身体。

（5）为防止褥疮，给老人穿好衣服后，还要帮他们整理好腰部和背部的衣服皱褶；尽量减少老人身体的裸露时间，不要让老人感到难为情。

三、为老人更换上衣

（一）对襟上衣的更换

1.准备物品

一套干净的上衣。

2.脱衣、穿衣

脱衣、穿衣的操作步骤见下表：

穿脱对襟上衣的步骤

项目	操作步骤
脱衣	（1）如果是偏瘫的老人，护理员应站在老人的健侧，先帮老人脱健侧的衣袖，麻痹侧的衣袖让老人自己脱，护理员只在旁边给予协助 （2）如果是卧床老人，先帮老人脱健侧的衣袖，然后协助老人向麻痹侧躺下，再把需更换的衣服和袖子卷起后压在老人身下，最后把老人恢复到仰卧位，并让老人自己用健侧的手把需更换的衣服脱下来
穿衣	（1）如果是偏瘫的老人，护理员应站在老人的麻痹侧，先帮老人穿麻痹侧的衣袖，健侧的衣袖让老人自己穿，护理员只在旁边给予协助 （2）如果是卧床的老人，护理员应先帮老人穿麻痹侧的衣袖，然后协助老人向健侧躺下，把衣服和袖子卷起后压在老人身下，再把老人恢复到仰卧位，并帮老人拽出健侧的衣袖，最后协助老人穿健侧的衣袖 （3）当老人穿好衣服后，让老人用健侧的手自己系扣，护理员帮老人平整衣服

（二）套头上衣的更换

1.准备物品

一套干净的套头上衣。

2.脱衣、穿衣

脱衣、穿衣的操作步骤见下表：

穿脱套头上衣的步骤

项目	老人状况	操作步骤
脱衣	偏瘫	步骤1：护理员站在老人的健侧，先帮老人脱健侧的衣袖，麻痹侧的衣袖让老人自己脱 步骤2：指导老人用健侧的手将衣服向上拉至胸部，最后脱掉上衣，护理员只是在旁边给予协助
	卧床	护理员用上述的方法先帮老人脱衣袖，然后用一只手抬起老人的头部，另一只手协助老人脱掉衣服
穿衣	偏瘫	方法1：护理员先把老人健侧的袖子卷起来，从袖口处伸进一只手将袖子套在自己的手上，并握住老人麻痹侧的手，另一只手将袖子套在老人麻痹侧的手臂上，再套头，然后用前面介绍的方法套健侧的手臂 方法2：先分别将两袖穿好，再将衣服向上拉，将圆领套于老人的头上，帮老人平整衣服
	卧床	护理员用上述方法先帮老人穿衣袖，然后用一只手抬起老人的头部，另一只手协助老人将衣服套在老人的脖子上，再协助老人平整衣服，检查背部衣服是否有皱褶

（三）睡衣的更换

1.准备物品

一套干净的睡衣。

2.操作步骤

步骤1：向老人说明，征得老人的同意。

步骤2：护理员站在老人的健侧，先帮老人解开睡衣带，脱去健侧的衣袖。脱袖子时一只手从老人的肩部伸进去，将老人的手臂从衣袖里抽出来，同时另一只手抓住袖口往下轻拽。

步骤3：协助老人侧身躺下，把需更换的睡衣卷起后压在老人身下。

步骤4：把老人健侧的袖子卷起来，从袖口处伸进一只手将袖子套在自己手上，并握住老人麻痹侧的手，另一只手将袖子套在老人麻痹侧的手臂上，把干净的睡衣平整后也压在老人的身下。

步骤5：协助老人翻身仰卧，先把需更换的睡衣抽出来，脱下另一只衣袖，再把干净睡衣的另一头抽出来，用前面介绍的方法套在另一只手臂上。

步骤6：把睡衣的前襟对好，系上带子，检查背后的衣服有无皱褶。

四、为老人更换裤子

（一）坐在椅子上更换

1.准备物品

一条干净的裤子。

2.操作步骤

（1）脱裤子

步骤1：先向老人说明，征得老人的同意。

步骤2：护理员站到老人对面，叮嘱老人把健侧腿稍微向外移动，用健侧手臂抱住护理员的脖子，护理员把一条腿插进老人的两腿之间，双腿前后分开，稍微下蹲，双手抱住老人的腰部（若老人体重较重，可用双手拉住老人的腰带），向上用力协助老人站起来。

步骤3：先帮老人解腰带，打开拉链，双手把住老人裤腰的两侧，迅速把裤子脱至大腿部。

步骤4：扶老人坐回椅子上，帮老人脱去健侧的裤腿，再脱去麻痹侧的裤腿。

（2）穿裤子

穿裤子的程序与脱裤子相反，先穿两条裤腿，然后扶老人站起来，提上裤子，拉上拉链，系好腰带，再扶老人坐回椅子上。

（二）躺在床上更换

1.准备物品

一条干净的裤子。

2.操作步骤

（1）脱裤子

步骤1：先向老人说明，以征得老人的同意。

步骤2：协助老人仰卧，解开腰带。

步骤3：叮嘱老人屈膝，双脚尽力蹬床，护理员在老人的配合下，用一只手托起老人的腰部，另一只手抓住老人的裤腰部，迅速将裤子脱至大腿部。

步骤4：为老人脱去两条裤腿。

（2）穿裤子。穿裤时，操作步骤与脱裤相反。

步骤1：先把一条裤腿卷起来，从裤脚处伸进一只手，把裤腿套在护理员的手臂上，并抓住老人的脚，用另一只手将裤腿套到老人腿上，然后用同样的方法再套另一条裤腿。

步骤2：叮嘱老人屈膝，双脚蹬床，护理员在老人的配合下，用一只手托起老人的腰部，另一只手抓住老人的裤腰部，迅速将裤子穿提上去（两人操作时，一人帮老人抬起腰部，一人提上裤子），系好腰带。

第四节 老人睡眠护理

一、老人睡眠的生理变化

老人的睡眠如同人的其他生理机能一样，随着年龄的增长，其质和量都会逐渐有所下降。老人睡眠的生理变化表现为以下几点：

（1）对睡眠时间的需要减少。

（2）从睡眠结构上看，浅睡眠比例增多，深睡眠比例减少，即睡眠深度变浅。

（3）觉醒次数增多，有效睡眠时间缩短。

（4）睡眠时间提前，即晚上困意出现早（早睡），早晨醒来的时间前移（早醒）。

（5）白天易困倦、打盹。

（6）睡眠中出现打鼾和睡眠呼吸暂停的概率增加。

（7）从内分泌改变上看，睡眠中释放的生长激素和褪黑激素减少。

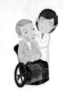
二、老人睡眠的一般护理

（一）睡前准备

1.调节室温

冬季室温要保持在18～22℃，夏季以25～28℃为宜。湿度要达到40%～60%。

2.减少噪声

开闭门的声音、脚步声、护理员的说话声以及同伴的呼吸、呻吟、鼾声等都是造成老人失眠的原因，护理员应设法将这些噪声控制到最低限度。如在福利院，应安排严重打鼾的老人与其他睡眠较轻的老人分室居住。

3.除臭

迅速处理发出异味的东西，如尿、便、呕吐物等应及时清除，便器、痰盂等要及时清洗，保持室内空气的清新。

4.调节光线

强光会通过视网膜、视神经刺激大脑引起兴奋。房间的吸顶灯太晃眼，夜间最好使用床头灯、壁灯，避免对其他睡眠老人产生干扰。怕光线刺激的老人，也可以使用遮眼罩。

5.选好床铺、寝具

老人的床不宜太软，也不宜太硬，且透气性要好。被褥应柔软、吸汗、保暖，并根据季节的变化及时调整被褥的厚薄。枕头的硬度和高度要适当，一般成人枕头宽15～20厘米、高5～8厘米，长度可随意。另外，要选择宽松而舒适的睡衣，不要选择过紧的睡衣。

6.排便及便器准备

对夜间多尿的老人，最好选择离厕所较近的卧室或者为其准备使用轻便的移动式便器。

7.睡前清洁

为使老人舒适入睡，入睡前应协助老人做好口腔清洁、洗脸、沐浴、适当的背部擦洗和热水洗脚等，这样可促进血液循环，增加舒适感，提高睡眠质量。

（二）协助老人采取正确的睡姿

中医养生学认为，正确的睡姿对于消除疲劳、防止疾病和延年益寿颇有好处。睡姿一般有仰卧、俯卧、侧卧三种，侧卧又有左侧卧、右侧卧之分。正确的睡姿为右侧卧，右侧卧有三大好处：

（1）人的心脏位于胸部左侧，右侧卧可使较多的血液流向右侧，从而减轻心脏的负担。

（2）人体内十二指肠、小肠、大肠均是右侧开口，当人们右侧卧时，胃内的食物可顺利进入大小肠，从而有利于人体对营养物质的消化、吸收及废物的排除。

（3）肝脏位于人体右上腹部，右侧卧能使较多的血液经过肝脏，从而提高肝脏生物功能，有益于肝脏对毒素的分解。

（三）稳定老人的情绪

当老人无法入睡时，给老人听一些舒缓、优美的音乐，有助于消除紧张、焦虑，转移其注意力，帮助其入眠。

帮助失眠老人选择曲目时，要尽量选择熟悉的、舒缓的、优雅细腻的乐曲，如《催眠曲》《摇篮曲》《月夜》《良宵》《梅花三弄》《高山流水》《阳关三叠》《小城故事》《海滨故事》《江南好》等。

（四）老人睡醒后的护理

睡醒之后，可指导老人做一些伸腰、展臂、伸腿之类的身体舒展活动，做深呼吸，使肺部活跃起来，令循环加快，经脉气血畅通，焕发精神。一觉醒来，姿势由侧卧改为仰卧，四肢伸展，起床后便会使人有一种身心舒畅、精力充沛的愉悦之感。

三、老人失眠的护理

（一）营造良好的睡眠环境

例如，拉好窗帘，关闭电话机，防止噪声干扰，选择合适的时间入睡，临睡前避免喝咖啡与浓茶等，尽量减少或消除居室中让人心情烦乱或使睡眠中断的因素。

（二）睡前准备

（1）入睡前少饮水，以防夜尿多，影响睡眠。

（2）睡眠前用温水泡澡或热水泡脚。

（3）喝一杯热牛奶，既利于补钙，也容易入睡。无糖尿病的老人可以喝热的含糖牛奶。

（4）适当散步也能促进睡眠。

（三）其他注意事项

（1）叮嘱老人坚持参加力所能及的活动，如步行、健美操、太极拳、购物、家务劳动及社会交往等。

（2）白天应少睡，午睡最多不超过 1 小时。不要躺靠在床上看书、看电视，减少白天卧床时间，以保证夜间睡眠。

（3）失眠严重者，可在医生指导下使用药物。

四、健康教育与睡眠指导

（一）健康教育

应向老人宣传科学锻炼对减少疾病和促进睡眠的重要性，并指导老人坚持参加力所能及的日间活动，如步行、健美操、家务劳动及社会交往等。

（二）睡眠指导

1.睡姿的指导

睡姿以"卧如弓"为佳，尤以右侧卧为好，有利于肌肉组织松弛，消除疲劳，帮助胃中食物朝十二指肠方向蠕动，避免心脏受压。右侧卧过久，可调换为仰卧。舒展上下肢，将躯干伸直，勿将手压在胸部，不宜抱头枕肘，双下肢避免交叉或弯曲，忌张口而睡，忌蒙头而睡，忌当风而睡。

2.避免睡前兴奋

睡前兴奋会招致失眠和多梦。因此，睡前不要做过强的活动，不宜看紧张的电视节目和电影，不宜看深奥的书籍，勿牵挂家事，勿饮浓茶或咖啡。

3.睡前勿进食

睡前进食，特别是油腻食品，会增加胃肠的负担，使横膈肌向上抬，胸部受压，腹部胀满，易引起多梦、说梦话、发梦魇，应极力避免。

4.睡前进行放松活动

睡前适当散步、热水泡脚、按摩足下，练练太极拳或气功，自我按摩一下腰背部肌肉，听听轻快的乐曲，让心境宁静，对睡眠甚有裨益。忌睡前用脑过度。

5.睡前少饮水，先小便

老人肾气亏虚，如果没有心脑血管疾患，睡前应少饮水，解小便后再上床，避免膀胱充盈，增加排便次数。

6.调整卧室环境

老人入睡较困难，极易受环境因素影响。护理员应为其设置一个安静、清洁舒适的环境。睡前要关灯或灯光柔和、暗淡，开窗通气，让室内空气清新，氧气充足。但应预防感冒，避免噪声干扰。

相关知识：

放松疗法

放松疗法是通过逐步放松精神和肌肉，诱发入睡，适用于各种原因引起的入睡困难或夜间醒后难以再睡的失眠，对伴有焦虑的失眠症效果更佳。初学者要学会放松肌肉的技术：首先体会一下紧张与放松的感觉，紧握右手拳头，并持续5~7秒，注意体验不舒适感；接着，很快将手放松，好好地享受一下肌肉松弛的滋味，持续15~20秒，此时会有手臂温暖感。注意体会紧张与放松之间有什么差别。体会了放松感觉后，再练习不经紧张而直接放松肌肉和自然地放松全身肌肉。掌握放松肌肉技术后，就可以用于治疗失眠症。方法是：晚间上床或夜间醒来难以入睡时，排除一切杂念，把全部的感觉集中在肌肉放松过程上，并注意享受这种平静而舒适的滋味。放松时，一般按左肩、左臂、左手、左手指，右肩、右臂、右手、右手指，胸、背、腰、臀，左大腿、左小腿、左脚，右大腿、右小腿、右脚，头、面、颈的顺序进行，这一过程做得越细致越好。完成全部放松没有时间限制，依个人具体情况而定，但不宜过快，重点是体会放松的感觉。

五、睡眠打鼾老人的护理

不少老人睡觉时打鼾，这是因上呼吸道振动引起的。这种现象，一般肥胖的老人易发生。护理员护理打鼾老人时要注意：

（1）要观察打鼾老人的睡眠情况，如发现其睡眠时出现呼吸暂停现象，且每小时暂停4次以上，就应及时带其到医院呼吸睡眠障碍科诊治，否则会有生命危险。

（2）要提醒老人注意减轻体重。

（3）调整老人睡眠姿势，尽量不要采取仰卧位。

第五节　老人排泄护理

一、排泄物的观察

老人的排泄机能随着年龄的增加逐渐衰弱，容易引起排泄障碍，因而护理员要注意观察老人的排泄次数、排泄量及排泄物的形状、颜色、气味等，以便及早发现问题。若是家庭护理，发现异样应立即报告老人的家属，建议去医院检查；若是在医院或养老院、福利院里，则要立即报告医生、护士。

（一）尿的观察

1.尿的正常状况

尿的正常状况

表象	正常状况
次数和量	成人每天尿量为1500～2000毫升，日均排尿4～6次。排尿次数及排尿量与个人的习惯、饮水量、运动量、气候及出汗有很大关系
颜色和气味	正常尿液呈淡黄色，澄清透明，没有恶臭味，如果放置过久，颜色可加深并逐渐变混浊

2.异常状况

观察尿液是否正常，可以从其次数、量和颜色等方面观察。

次数和量的异常状况

序号	异常种类	排量或次数	适用症状
1	多尿	日排尿量超过2500毫升	若伴有口渴，主要见于糖尿病、肾脏疾病、内分泌疾病(如尿崩症)等
2	少尿	日排尿量少于400毫升	常见于充血性心力衰竭、肝硬化、慢性肾功能不全、尿路阻塞等疾病
3	夜尿	夜间的排尿次数增多，尿量达到或超过白天的尿量	常见于心脏或肾功能不全，老年人患肾动脉硬化、肾硬化症时也出现夜尿，慢性肾盂肾炎、前列腺肥大的早期症状也使排尿次数增多，特别是在夜间出现尿频

颜色的异常状况

序号	种类	颜色	产生原因
1	血尿	红色	常见于肾小球肾炎、肾盂肾炎、膀胱炎、肾结核、肾肿瘤及泌尿系结石
2	混浊尿	混浊	尿里含有大量脓细胞、上皮细胞、管型细胞或细菌等炎症渗出物，另外，还应排除蛋白尿的发生，蛋白尿是肾炎的主要表现
3	血红蛋白尿	尿色呈浓茶色或酱油色	多由血管内溶血、红细胞破坏、血红蛋白释放入血液中造成，尿隐血试验呈阳性反应，常见于急性溶血、恶性疟疾、血型不合的输血等
4	胆红素尿	外观呈深黄色，振荡后泡沫呈黄色	尿液中含有大量结合胆红素，多见于阻塞性或肝细胞性等肝胆疾患造成的黄疸症
5	乳糜尿	外观呈不同程度乳白色混浊状，并含有大量脂类微粒	肠道吸收的乳糜液未经正常的淋巴道引流入血而逆流进入尿液所致，常见于血丝虫病，也可由于各种原因造成淋巴阻塞而致乳糜液进入尿液

（二）粪便的观察

1.正常状况

粪便的正常状况

表象	正常状况
次数和量	成人每日排便1~3次，平均量为100~300克。排便量的多少根据食物摄入量、种类、液体摄入量、排便次数和消化器官的功能状况而不同。进食细粮及肉食为主者，粪便细腻而量少；进食粗粮，尤其是食用大量蔬菜者，粪便量大。肠、胃、胰腺有炎症或功能紊乱时，因为分泌、消化、吸收不良，粪便量也会增多
颜色和形状	正常成年人的粪便呈黄褐色、柔软，成形与直肠相似，含少量黏液，有时伴有未消化的食物残渣
气味	与摄入的饮食有关。如食肉多，臭味浓厚；食糖多，容易发酵，会发出很浓的酸味

2.异常状况

（1）次数和量。排便次数增加或连续几天无便。

（2）形状、颜色。对特殊形状、颜色的大便，护理员应予以重视。

值得人们警惕的粪便

序号	种类	形状与颜色	产生原因及对策
1	柏油样大便	形如熬好的沥青膏，漆黑发亮，呈稀薄状。落入水中可见周围泛出血红色或暗红色的粪便稀释液	是十二指肠以上部位的消化道大出血的征象，有时还可能伴有呕血。主要由溃疡病、肝硬化、胃癌、动脉硬化等疾病引起。遇到这种情况应立即到医院去诊治
2	咖啡样大便	大便颜色偏深，呈咖啡色	提示小肠和大肠出血，有时上消化道出血量少也会出现。应与服用药品（如治疗贫血的铁剂，含碳、铋的药物）及吃过动物血类的食品和绿色蔬菜加以区别
3	鲜血样大便	大便表面挂一些血迹或便后滴出鲜血，多则涌出，有时还会伴有暗红色血块	多为直肠和肛门出血，如直肠肿瘤、结核、痔等，或为其邻近脏器病变穿破肠管而造成，如子宫疾病等

序号	种类	形状与颜色	产生原因及对策
4	白陶土样大便	颜色呈白陶土样	由于肝脏或胆管发生了堵塞，黄色的胆色素类物质不能由肝胆排入肠腔内形成，多数还伴有明显的黄疸，在老人中多由肿瘤所致，应引起警惕。要与吞服钡餐做X光胃肠检查后的大便加以区别
5	稀大便、黏液大便、脓血大便	大便次数频繁而稀薄，并伴有恶心、呕吐	多为肠炎或消化不良所致
		大便中混有脓血、伴有里急后重及发烧、恶心、呕吐甚至休克、昏迷等症状	可能由细菌性痢疾造成，要尽快就诊
		慢性混有脓血的大便	可见于阿米巴痢疾及肠内恶性肿瘤，如经过一般抗菌治疗无效，应尽快就医
6	其他	大便形状正常为柱状、呈条形软便，但在某一角度上存在沟痕	由直肠肛门内的突起病变划过大便表面造成
		大便外形呈细条、扁平带状	表示直肠或肛门有狭窄部分

应尽快查出病源，及早治疗

（3）气味

✓酸臭味见于消化不良。

✓腐臭味见于直肠溃疡、肠癌。

✓腥臭味见于上消化道出血。

二、老人如厕排泄护理

（一）便于老人使用的厕所

（1）厕所的面积不能太小，至少要能够宽松地容纳两个人，门要宽，以方便推进轮椅。

（2）灯光要明亮，通风良好，室温要适度，地不滑，便于清扫。

（3）最好有坐便器，坐便器的周围要安装扶手，扶手和卫生纸的摆放位置要方便老人使用。

另外，一定要在厕所内安装电铃或呼叫器，以便老人在出现意外或者便后自己不能处理时叫人帮助。

（二）如厕排泄护理基本要求

（1）在协助老人排泄时，只要帮老人做其力所不及的事就可以了。如果什么事都帮老人去做，反而会让老人不高兴或增强他的依赖心理。

（2）掌握排泄的时机。应掌握老人排泄的规律，估计老人该排泄时就要主动询问其是否需要排泄。

（3）排泄时不要催促老人，否则会使老人紧张，未排干净就草草结束，如果长此以往，容易导致失禁。

（4）热心、耐心地对待老人的排泄要求。当老人提出排泄要求时，护理员要积极对待，千万不能嫌麻烦或对老人的排泄要求冷漠对待，因为老人要是看到不耐烦的情绪或冷漠的态度，会想"算了，不去厕所了，免得麻烦人"，这样强行憋便、憋尿的话，易导致失禁或因精神紧张而甘心使用尿布等。长此以往，易出现排泄心理障碍，甚至会导致卧床不起。

（三）如厕排泄护理操作步骤

步骤1：小心扶助老人进厕所后，让老人一只手抓住扶手或扶着墙站好，另一只手脱去裤子。若老人身体不便，不能自理，护理员再加以协助。

步骤2：在老人往坐便器上坐的时候，要让老人用两手搂住护理员的脖子，护理员的一条腿插在老人两腿之间，用双手抱住老人的腰，让其慢慢地坐到便器上。

步骤3：排泄后，协助老人一只手抓住扶手稍稍起身或稍往前挪动身体后擦净肛门。如果有冲洗器可用冲洗器冲洗肛门和尿道门。

步骤4：冲洗后，护理员和老人都要洗手，老人洗手若不方便，要协助其完成。

步骤5：搀扶老人回房间。

三、老人使用移动式便器时的护理

移动式便器通常是为以下老人预备的：

（1）厕所小，不能同时容纳护理员和老人，而不得不在房间内排泄的老人。

（2）能够下地，但是行走不便的老人。

（3）夜间上厕所不方便的老人。

（一）使用移动式便器时的护理步骤

步骤1：把便器放在床边或墙角处，使其相对稳定，还可以利用扶手或专用支架保持便器的稳定。

步骤2：打开便器盖，协助老人从床上移到便器上。移动时护理员要站在老人的对面，老人用双手围住护理员的脖子；护理员稍微分开老人的双腿，把一条腿插入老人双腿之间，用双臂抱住老人腰部，把老人从床上扶起，慢慢地移到移动式便器上。

步骤3：帮老人解开腰带，脱裤到膝下，抱着老人慢慢地移到坐便器上。

步骤4：等老人排泄结束后，给老人递卫生纸，抱着老人身体略微往前移动，让老人擦净肛门，再将老人慢慢地从便器上扶起。

步骤5：帮老人洗手。

步骤6：搀扶着老人回到床上。

步骤7：把移动式便器的便盆拿到厕所倒掉排泄物，用清水冲洗便盆（倒掉排泄物时，要注意观察排泄物的颜色、形状等）。

步骤8：擦干便盆的水分，把便盆重新装好，盖好外罩，放回原处。

步骤9：打开窗户或排气扇，通风换气。

（二）使用移动式便器时的注意事项

（1）一定要把便器放在相对稳定的地方。

（2）如果老人半身不遂，大便时要把便盆放在老人健康的一侧。

（3）为保护老人的隐私，能够让老人无所顾虑地排泄，最好关上门，若是在多人住室，则要用帘或屏风挡住别人的视线。

（4）老人便后要迅速收拾、清洗便盆，要注意给房间换气，及时排除异味。

（5）把移动式便器放在老人的居室里暂时不用时，要用罩盖住，以免影响他人的视觉效果。

四、老人使用尿壶、便盆、尿布时的护理

（一）尿壶的使用护理

1.准备工作

（1）准备尿壶。男性用的尿壶和女性用的尿壶开口形状不同，男性用的尿壶开口小，而女性用的尿壶开口大。

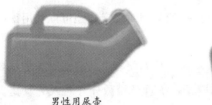
男性用尿壶

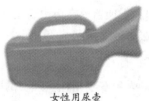
女性用尿壶

（2）其他用品。如卫生纸、防水布、热水盆、毛巾等。

2.帮男性老人接尿的护理步骤

步骤1：床上铺防水布。

步骤2：让老人仰卧或侧卧。

步骤3：帮老人解腰带，脱裤子至膝下位置。

步骤4：帮老人两腿屈膝、分开（不能屈膝时，在老人的膝下垫上卷好的浴巾等），护理员打开尿壶盖，将老人的阴茎插入尿壶。用叠好的卫生纸垫在尿壶口下面，以免尿液撒出。若老人坚持侧卧排尿，则让老人用健康一侧的手拿着尿壶自己接尿。

步骤5：确认老人排完尿后盖好尿壶盖。把尿壶放在地上，用卫生纸擦干净老人的尿道口，帮老人穿好裤子。撤除防水布，用湿的热毛巾帮老人擦手。

步骤6：收拾用物，把尿壶拿到厕所倒掉（倒尿时要注意观察尿液是否正常），用干净的水反复冲洗尿壶。

3.帮女性老人接尿护理步骤

帮女性老人接尿的操作步骤与帮男性老人的操作步骤大致相同，只是女性老人最好取仰卧位排尿（因为采取其他体位时易出现接尿困难，且易污染被褥）。

（二）便盆的使用

1.准备用品

需准备的用品有便盆、防水布、卫生纸、装有热水的洗脸盆、毛巾、擦手巾等。

2.护理步骤

步骤1：关上窗户，拉上窗帘，以免老人受凉，并保护老人的个人隐私。

步骤2：若是冬天，应先用热水温暖便盆，或用报纸包住便盆，以免冰凉的便器直接接触老人的皮肤。在便盆里可以铺一些卫生纸，以方便使用后刷洗。

步骤3：解开老人裤腰带，脱裤到膝下位置，在其身下铺上防水布。

步骤4：放置便盆。告诉老人要放置便盆了，以便获得老人的配合。操作方法为：

（1）若老人自己能抬起腰部，就先让老人屈膝，护理员在老人的配合下，用一只手臂托起老人腰部，另一只手将便器迅速放入其臀下。

（2）若老人无法靠自己的力量抬起腰部，则可以用一条宽腰带牢牢地系在老人的腰部（带子不要系太紧，但最好是贴近身体，以便于抬起身体），护理员用一只手提带子把老人的腰部提起，另一只手把便盆从老人的两腿之间插入臀下。

（3）也可让老人侧身躺下，把便盆贴在其臀部放好后再轻轻地把老人身体翻转过来（侧卧时让老人背对着护理员），仰卧后，让老人稍微屈膝，以确认便盆的位置是否合适。

步骤5：等候老人排便。如果老人排便时间较长，可以在老人的枕边放置呼叫铃，以便老人便后通知护理员过来收拾。

步骤6：老人便后，护理员应迅速地把便盆抽出来（抽出便盆时的动作参照插入便盆时的动作），盖好盆盖后暂时放在床下。

步骤7：先用卫生纸擦净老人的肛门部，再用可挤出水分的热毛巾仔细擦一遍，清洁后可以擦一点爽身粉，并对长期受压部位进行按摩，以促进血液循环，防止生褥疮。

步骤8：给老人穿好衣服，盖好被，打开窗户，换新鲜空气。

步骤9：清洁便盆，擦干水分，放回原处。

 特别提示

在倒便盆之前须观察排泄物是否正常。如果发现异常，就要留给医生查看。

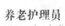
（三）尿布的使用

对于下身麻痹，或频繁失禁，或痴呆严重的老人，可用尿布进行护理。

1.准备用品

尿布、尿布套、防水布、毛巾、热水、脸盆、卫生纸、爽身粉、污物桶等。

2.护理步骤

步骤1：关上窗户，拉上窗帘。

步骤2：将防水布铺在老人的臀下，让老人仰卧。

步骤3：解开脏的尿布罩及尿布，把脏尿布向里卷起后压在老人的臀部底下，为老人从会阴部前方向后方擦净，先用卫生纸擦，然后用湿毛巾擦，最后用干毛巾擦干水分。

步骤4：让老人侧卧，帮老人擦肛门和臀部，先用卫生纸擦，再用湿毛巾擦。

步骤5：把脏尿布及尿布套卷起后抽出来，将干净的尿布套及尿布的远侧卷上一半后，压在老人的身下，把另一半展开后铺好，在老人的臀部扑上爽身粉并稍稍按摩长期受压部位。

步骤6：让老人仰卧，把卷着的一半干净的尿布抽出后展开，注意身下不要有皱褶，然后包好尿布罩。

步骤7：迅速收拾便后物品，开门开窗换气，以便及时排除异味。

 特别提示

　　给老人垫尿布时，男性前边的部位要垫厚，女性后边的部位要垫厚；腹部不要勒紧，保证腿能自由活动，背部不要有皱褶和接缝；尿量增加的时候适量增加尿布的层数。

　　护理员应随时检查老人的身体状况，观察是否出现皮疹或压疮等。另外，若是用布尿布，要经常用水煮、晾晒等方法消毒。

五、老人便秘的护理

老人由于身体机能退化，更容易便秘，且便秘会给老人带来很大的痛苦。由于粪便在体内停留时间过久，肠内细菌的分解、发酵和腐败产生的毒素可导致老人头痛、头晕、食欲不振、腹胀、烦躁不安等症状出现。

（一）老人便秘的原因

1.肠蠕动缓慢

随着年龄的增长，老人的肠蠕动会降低，肠道中的水分相对减少，粪便干燥，导致大便秘结。

2.肛肠肌肉过度收缩

有些老人肛门周围肌肉紧张收缩，很难产生便意，使粪便长时间滞留在肠道内，引起便秘。

3.精神、体质欠佳

精神紧张、心理抑郁的老人多数有便秘症状，原因是神经调节功能紊乱，一些慢性病患者，如甲状腺功能低下、神经衰弱等，也可出现便秘症状。

4.药物因素

许多老人患心脑血管疾病，需要长期服药治疗，而一些抗高血压药物则可能引起便秘。

5.体内缺水

老人口渴感觉功能下降，在体内缺水时也不感到口渴，这使得老人肠道中水分减少，导致大便干燥。

（二）老人便秘的预防及护理

1.加强宣传，养成定时排便的习惯

向老人做好卫生知识的宣传教育工作，说明老人易便秘的原因，指导他们防止便秘，如不要忽视便意，努力养成定时排便习惯等。

（1）排泄要有规律。老人最好养成每日一次的排便习惯，每日晨起后，在室内稍做运动，空腹喝一杯凉开水或温开水，然后去厕所排便（不管有没有便意），以培养和保持排便的条件反射。老人更不应抑制便意，一有便意就应去排便。

（2）排便姿势要正确。排便姿势以蹲位较佳，因为蹲位时，肛管直肠的角度增大，可以加大腹腔内的压力，促进大便排出。患便秘的老人可选择每日进行 2～3 次胸膝位跪姿（趴下、双腿蜷起、膝关节尽量靠近腹部，臀部抬起）。

但是，患有高血压、心脏病的老人，应避免采取蹲位，以防止下蹲时间过久，发生危险。选择坐便时，排便时应躯干向前倾，加大髋部的弯曲，增加腹内压力，促进排便。

2.加强心理护理

向老人讲述情绪与便秘的关系，帮助他们解除抑郁及恐惧心理，保持良好的心理状态及植物性神经功能的相对平衡。

3.做好饮食护理

老人应多食富含纤维素的蔬菜和水果，蔬菜中以茭白、韭菜、菠菜、芹菜、西红柿、丝瓜、藕等含纤维素多，水果中以柿子、葡萄、杏子、鸭梨、苹果、香蕉等含纤维素多。但不宜多吃苹果和柿子（因其含有鞣酸可致便秘）。

如老人牙齿不好，不能进食较硬的粗纤维蔬菜、水果，可将蔬菜切成细末煮烂，将水果切成小薄片。

每日冲服蜂蜜水2～3次可起润肠通便的作用。

4.加强锻炼

护理员应告知老人久坐少动容易便秘，鼓励老人适当做一些运动。

（1）按摩腹部。平卧放松，按顺时针方向按摩腹部，每次20～30分钟。

（2）收腹鼓腹运动。平卧时深吸气，将腹部鼓起，呼气时收腹，反复做10分钟左右。

（3）提肛运动。平卧或坐位时做收缩肛门运动。

（三）老人便秘的几种家庭治疗法

1.运动、按摩

适度的全身运动能够促进肠的蠕动，具有通便的效果。能走路的老人，每天定时进行一定量的散步和全身运动，能够防止便秘。坐在轮椅上或不能走路的老人，可以双手把住轮椅扶手，上身和腰部左右转动或双腿并拢慢慢往上抬腿，然后慢慢放下腿，如此反复进行数次。长期卧床的老人要勤翻身，或做健腰运动，或自动地活动腿。另外，以肚脐为中心，按顺时针方向或逆时针方向反复按摩，也可以缓解便秘。如果老人自己能做，就尽量让老人自己来做。

2.热敷法

对经常便秘的老人还可以采用热敷的方法。具体做法是：把毛巾放进热水盆中，捞出后挤掉水分，依次敷在腹部和腰部，在热毛巾上面放一块塑料布或浴巾，以防止热度快速散发。敷10～15分钟，再更换一下热毛巾。如果配合按摩，效果会更好。

3.挤压腹部和掏便

（1）挤压腹部。让老人侧卧、屈膝，护理员一手握拳，按结肠走行方向，升结肠→横结肠→降结肠→乙状结肠，用一定的力度挤压腹部。

（2）掏便。如果大便过硬排不出来，或因腹肌功能减弱用不上力而滞留在肛门口排不出来，可采用掏便的方法。掏便的操作步骤为：

步骤1：准备物品，如防水布、塑料薄膜手套或柔软的橡胶手套、甘油或润肤油、肥皂、热水盆、毛巾等。

步骤2：让老人侧卧，床上铺防水布，上面垫一张报纸。

步骤3：护理员戴上塑料薄膜手套或柔软的橡胶手套，在指尖和肛门周围涂上油或肥皂水。

步骤4：护理员在老人的配合下，用手指一点一点把便掏出来。

步骤5：用温水清洗老人肛门周围或用热毛巾热敷后再用干毛巾擦干水分。

4.用栓剂或服用泻药

采取以上各种方法仍然排不出便时，可用栓剂或服用泻药。

 特别提示

　　由于老人的体质和便秘的程度不同，使用的泻药种类和药量也不同。使用时最好请医生开处方，确保安全。给老人首次用泻药时，要注意观察服药后多长时间产生便意、是一次排完还是分几次排完、便的形状如何等。

栓剂与泻药相比，药力温和，体质弱的老人可以放心使用。一般常用的栓剂有开塞露、甘油栓和肥皂栓等，具体使用方法见下表：

栓剂的使用方法

序号	种类	使用方法
1	开塞露通便法	开塞露由50%甘油及少量山梨醇制成，装在塑料胶壳内，用时剪去封口端，挤出少许液体润滑开口处，然后将其管端插入肛门，挤入药液，5～10分钟后再排便
2	甘油栓通便法	甘油栓用甘油明胶制成，使用时护理员要戴指套，捏住栓剂底部，轻轻将其插入肛门6～7厘米处，然后用纱布抵住肛门并轻轻按揉，5～10分钟后再排便
3	肥皂栓通便法	将普通肥皂削成圆锥形(不要削太尖，长3～4厘米即可)，蘸水后轻轻插入肛门，用手纸抵住肛门并轻轻按揉，5～10分钟后可引起自动排便

六、老人腹泻的护理

腹泻是一种常见的消化系统疾病，俗称"拉肚子"，是指每日大便3次以上，并且是稀便。

（一）腹泻的危害

腹泻时，体内的水分和盐分大量丢失。

水分丢失，会使人体处于脱水状态，导致血容量减少，血黏度增加，血流缓慢，形成血栓，从而阻塞血管。阻塞冠状动脉时，易发生心绞痛、心肌梗死；阻塞脑血管时，会发生缺血性中风。

盐类，如钾、钠、钙、镁等金属离子，是人体重要的阳离子，除维持血液酸碱平衡外，还维持心跳节律和神经传导，阳离子的大量丢失会导致心率失常，甚至猝死。

（二）腹泻的护理

1.饮食护理

腹泻时不但不能禁食，还应适当补充一些营养丰富而容易消化的食物，如藕粉、鸡蛋面糊、豆浆、细面条、豆腐脑、大米莲子粥、小米扁豆粥、薄皮馄饨等，并应做到少食多餐、细嚼慢咽，以利营养素的消化吸收。

 特别提示

（1）切勿吃蒜。腹泻多半是由于身体受凉或吃了不干净的食物，如果进食大蒜等辛辣食品，会加重对肠壁的刺激，使腹泻更加严重。如果是急性腹泻不要吃大蒜，特别是生蒜。一般大蒜是在平时服用，可以杀菌预防腹泻。腹泻时可以适当进食稀释2倍的醋，也可饮浓茶，能够起到抑菌作用。

（2）切勿吃鸡蛋。鸡蛋很有营养，有补养脾胃的功效。但是老年人腹泻期间，吃鸡蛋不但起不到滋补身体的作用，反而会导致病情加重。

2.补充水分

腹泻时常有不同程度的脱水，因此，应鼓励老人多喝淡盐开水、菜汤、米汤、绿豆汤、西瓜汁等，以补充损失的水分和无机盐，维持体内酸碱平衡，促使早日康复。

3.排便后清洁

腹泻会造成肛门周围溃烂，因此，每次排便后要用温水冲洗或用温毛巾擦拭，必要时可在肛门周围涂药膏。

4.及时就医

对老人的腹泻应予以高度重视，腹泻除具有上述危害外，还可能是肠炎、肠癌等严重病症的重要症状，长期严重腹泻的发生极有可能是肠炎、肠癌等病症在作怪。老人发生腹泻时应及时到正规专业医院进行治疗，切不可拖延，以免引发不良后果。

七、老人尿失禁的护理

老人，特别是老年妇女，在咳嗽、打喷嚏、大笑或屏气用力等加大腹压动作时，常有少量尿液控制不住而流出。这种尿液不受控制而经尿道流出的现象称为尿失禁。尿液的浸渍会诱发会阴湿疹、皮炎、外阴瘙痒等，使老人非常痛苦。

（一）老人尿失禁的原因

最常见的原因是盆腔隔膜的障碍。膀胱位于盆腔隔膜之上，老人，特别是老年妇女，盆腔隔膜和尿道周围的组织松弛无力，当腹内压增高时（如咳嗽、体位改变等）可能引起遗尿，即张力性尿失禁。

尿失禁还见于尿道及膀胱出口障碍，这类疾病在女性中多见于老年性阴道炎，而男性患者主要是前列腺增生。

膀胱本身障碍也是尿失禁的原因之一，如膀胱肿瘤、结石、炎症等均可引起尿失禁。

另外，控制排尿的神经障碍也是老人尿失禁的一个重要原因。

（二）老人尿失禁的护理

（1）尽快就医。老人如果出现尿失禁，应尽快到医院就诊，查明病因，对症治疗。

（2）指导老人的排尿训练。让其每天做数次会阴部肌肉的收缩和放松练习，每2～3小时排尿一次，以加强排尿训练效果。

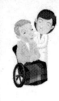
相关知识：

排便、排尿训练方法

1.缩肛（提肛）法。屏气时提收会阴，呼气时放松肛门，一收一放为一次，每次持续数秒钟，反复做10分钟，每日做2～3次。可利用晨练、等车、午休、睡前等时间，不拘场所，见缝插针，只要持之以恒，必可见效。

2.下蹲法。每日2～3次，每次10分钟。下蹲与站起的速度不要太快，频率不要太高，一般1分钟下蹲10次左右即可。下蹲时可手扶椅背、墙壁。

3.中断小便法。排小便时有意识地中断，然后再重新排出。这种锻炼起初较为困难，经反复训练后能随意做到时效果就明显了。

（3）护理员对老人尿失禁应给予充分理解，尊重老人，注意保护老人的隐私，告诉老人对治疗要有信心，同时与老人家属及时沟通，取得家庭的支持和理解。

（4）保持局部清洁、干燥。保持被褥整洁、干燥，尿湿后及时更换，每次排便后用温水清洗会阴及肛门周围。

（5）适量饮水，以减少尿路感染和结石的形成。一般情况下，老人每天应摄入2000～3000毫升的水分，晚餐后应适当控制水的摄入，以减少夜间尿量，让老人有充分的睡眠时间。

（6）指导老人养成良好的生活习惯，穿宽松、柔软、舒适且易解的衣裤，减轻对腹部的压力，定时开门窗，通风换气，除去不良气味，保持室内空气清新。

（7）鼓励老人多参加社会活动，以增强自信心。对过度紧张、焦虑的老人，护理员应经常与老人谈心，周到的照护有利于老人心理平衡，可预防尿失禁。

（三）尿失禁用辅助用品

尿失禁用辅助用品的种类较多，有成人纸尿裤、成人纸尿片、成人纸尿垫、成人尿不湿、纯棉成人尿布、男用接尿器、女用接尿器、男用尿套尿袋系列、男用卧床接尿器、尿湿提醒报警器等。

尿失禁用辅助用品

种类	图示	可选用之辅助用品特质
便壶		体积小、轻便，可用于床上（坐、立或躺卧）。用后需清洗
尿片裤（贴身型/弹性）		用柔软材料制造，外附防水袋子以便放置吸水垫吸收尿液，确保皮肤干爽。须定时更换。不适宜夜间或长时间使用
裤型纸尿片		设于尿裤中间，可令穿着者更通爽，不觉臃肿。特别适合行动自如的失禁人士。底层附有尿湿显示以便适时更换。用后即弃，不用清洗
卫生床垫		床垫内层柔软，具吸水作用。四周封边，防止水分外溢，避免弄污床垫床单、被褥。面层为坚韧吸水纸层以确保皮肤干爽。用后即弃，不用清洗
男性用尿套		采用天然乳胶制造，安全卫生。尿套应配合使用者阴茎尺码，避免太松或过紧。附有海绵胶贴以固定尿套

八、老人排便失禁的护理

排便失禁是指老人排便不受意识支配，在毫无知觉的情况下排便，原因是肛门括约肌失去了控制能力。

（一）准备护理用品

照料排便失禁老人，应准备一次性尿垫，它可缩小潮湿污染的范围，降低皮肤的受损程度。

（二）皮肤护理

做好皮肤护理对排便失禁及卧床老人是极其重要的，最具有预防性的措施主

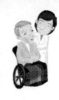
要集中在减轻压力、更换体位、加强营养、注意卫生、预防感染等方面，而不是单纯地对排便失禁的护理。

（1）大便失禁老人的床应垫塑料布及布单，然后用旧布等将老人臀部兜住，或用硬纸壳做成簸箕式样，里面垫上废纸放在臀下，方便便后取出倒掉，以减少清洗布类等工作。

（2）掌握老人排便规律，按时放便盆排便。

（3）便后用温水、肥皂洗净会阴及肛门周围，发现臀部有发红现象时，可涂凡士林油、四环素药膏或氧化锌软膏等，夏天可扑些爽身粉。臀红严重的可用 60 瓦灯泡照射局部，每日两次，每次 30 分钟，注意勿烫伤老人。

（三）心理护理

护理员要不怕秽臭，并关心体贴老人，以消除老人羞涩、焦虑的情绪。

（四）进行排便训练

（1）对老人进行控制排便的训练，具体方法为：取站位、坐位或卧位，先慢慢收缩肛门肌肉再慢慢放松，每次收缩时间为 10 秒钟，连续练习 10 次后可稍作休息，然后重复以上练习。每次练习时间为 20～30 分钟，每天数次，以不感到疲劳为宜。

（2）每隔 2～3 小时给病人使用一次便盆，指导病人练习自己排便，逐步恢复肛门括约肌的控制能力。

（五）合理安排饮食

改善饮食结构，为老人提供高蛋白、高热量、易消化、含纤维素多的食物，以利于排便通畅。要增加膳食中食物纤维的含量，食物纤维不会被机体吸收，但可增加粪便的体积，刺激肠蠕动，有助于恢复肠道功能，加强排便的规律性，有效改善排便失禁状况。

九、老人肠胀气的护理

胃肠道胀气是人们对消化不良引起的一系列症状的总称，消化不良多表现为饭后腹部疼痛或不适，常伴有恶心、嗳气、打嗝、肚子胀等。

（一）引发肠胀气的因素

1.胃肠疾病

（1）引发肠胀气的胃部疾病主要有急性胃炎、慢性胃炎、胃下垂、急性胃扩张、幽门梗阻、胃溃疡、胃癌等。

（2）引发肠胀气的肠道疾病主要有细菌性痢疾、阿米巴痢疾、肠结核、急性出血性坏死性肠炎等。

（3）完全性或不完全性肠梗阻。

（4）肠系膜上动脉综合征、肠道寄生虫病等。

（5）胃肠神经官能症，包括吞气症、胃泡综合征、肝脾曲综合征、结肠过敏等。

2.肠蠕动减慢

由于年龄增长和活动量减少，如长期卧床老人，相对肠蠕动减少，不利于排出体内多余气体，从而引发肠胀气。

3.进食过多产气食物或吞入过多空气

产气食物在消化过程中产生大量气体，积存于肠道内，易诱发肠胀气。

（二）减少肠内气体产生的方法

1.心理护理

向老人说明引发肠胀气的原因、治疗及护理方法，以缓解老人的紧张情绪。

2.调整饮食习惯

（1）指导老人养成细嚼慢咽的好习惯。

（2）如果肠胀气与饮食有关，应为老人选择易消化的饮食，尽量不食用豆类、糖类等产气性食物，进食速度不宜过快，少饮碳酸饮料，以减少肠内气体的产生。

3.促进排气

（1）鼓励并协助老人适当活动。对卧床老人，应经常帮助其更换卧位，如病情许可，可适当下床散步。

（2）适当进行腹部热敷或按摩。

本章习题：

1.老人饮食中的六宜六不宜指的是什么？

2. 怎样提高老人的食欲？

3. 在用餐护理中护理员主要做什么？如何为卧床老人进行用餐护理？

4. 怎样为老人进行床上擦浴？

5. 怎样为老人梳头？

6. 怎样为卧床老人整理床铺？

7. 如何预防褥疮？

8. 照料老人穿着的基本要求是什么？

9. 老人睡眠过多或失眠该怎样护理？

10. 如何观察老人的尿液是否正常？

11. 老人自己如厕时应怎样护理？

12. 简述给男性老人接尿的护理步骤。

13. 老人腹泻如何护理？

14. 老人尿失禁如何护理？

15. 老人肠胀气如何护理？

第四章

老人安全保护

本章学习目标：

1.掌握协助老人正确使用轮椅、拐杖等助行器的方法。

2.掌握扶抱搬移老人的技术要领。

3.掌握老人易发的意外事故的预防措施与护理方法。

4.了解老人突发急症的家庭救护要点及拨打"120"急救电话的方法。

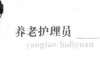

第一节 协助老人正确使用轮椅、拐杖等助行器

一、协助老人正确使用轮椅

（一）打开与收起

打开轮椅时，双手掌分别放在轮椅两边的横杆上（在扶手下方），同时向下用力即可打开。收起时先将脚踏板翻起，然后，双手握住坐垫中间的两端，同时向上提拉。

（二）保护老人自己操作轮椅

1.平地操纵轮椅

（1）向前推。坐好后，将制动器松开，眼看前方，双手向后伸，稍屈肘，双手紧握手动圈的后半部分。向前推动时，上身前倾，双上肢同时向前推，并伸直肘关节，当肘关节完全伸直后，放开手动圈，如此重复进行。

一侧肢体功能正常，另一侧功能障碍（如偏瘫）或一侧上下肢骨折等的老人，可以利用健侧上下肢同时操纵轮椅。方法如下：先将健侧脚踏板翻起，健足放在地上，健手握住手轮。推动时，健足在地上向前踏步，与健手配合，将轮椅向前移动。

（2）轮椅在平地上倒退

步骤1：双臂在轮把之间绕过椅背，伸肘置双手于手动圈上。

步骤2：倾身向后，压低双肩，使手臂有足够的力气将车轮向后推动。对于不能将轮椅推上斜坡者，也可运用这一方法使轮椅倒上斜坡。

2.斜坡上操作轮椅

（1）上斜坡。上斜坡时，保持上身前倾，重心前移，其他方法与平地推轮椅方法相同。如果上坡时轮椅后倾，很容易发生轮椅后翻，护理员应予保护。

（2）下斜坡。伸展头部和肩部，并应用手制动，可将双手放在车轮前方进行制动。

3.转换轮椅方向

以转向左侧为例：

（1）将左手放在手动圈后方。

（2）左臂略向外侧旋转，从而将身体重量通过左手传递至车轮内侧。

（3）用左手将左侧车轮向后转动，同时右手在正常姿势下将右侧车轮转向前方。

（三）护理员推轮椅

1.在平地上推轮椅

（1）站在轮椅后，手握靠背后的两个把手，用力向前推。

（2）注意地面上细微的凹凸不平情况，尽量使轮椅保持平稳。

（3）看清要去的地方，在拐角处特别当心。

（4）若转弯太急，老人可能受到损伤或从轮椅上掉下来，所以应为老人系好安全带。

（5）不要推得过快，否则需要时难以停车。

（6）警惕湿滑地面，避免摔倒或失控。

2.斜坡上推轮椅

（1）上坡。要保持平稳推车的方法，蹬地的腿要平稳，慢用力，两臂保持屈位手持车推把，身体微前倾。切记两臂不得伸直，两腿不要大步前蹬，身体重心不能向前靠在两手上，这样可避免滑倒和蹬空。不要突然加速发力，要始终保持身体与车把手的正常姿态，与车同进。

（2）下坡。手臂弯曲，加力蹬腿，身体略后仰，双手控制车的前冲速度，保持平稳行进。当遇有较大的坡度时（一般超过15°），应采用倒车下坡的技术，缓慢地倒退滑行，一定要控制车速，保证老人的安全。

（3）上阶梯或过障碍物。应倾斜轮椅背，先将前轮（小轮）放在阶梯或障碍物上，然后向前，推动后面的大轮上阶梯或过障碍物。若阶梯或障碍物太高，应请人协助。下阶梯或过障碍物时，倾斜轮椅背，以使大轮容易越过阶梯或障碍物。

3.接近人群或转弯时的操作

当接近人群或需要转弯时，应给予提示并减速，左转时，左手轻拉住车把手，右手慢推，通过弧线调整方向，然后继续做行进动作；如右转时，动作相反。

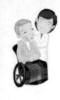
4．推轮椅的注意事项

（1）注意安全，进出门或遇到障碍物时，勿用轮椅撞门或障碍物（特别是老年人大部分都有骨质疏松症，易受伤）。

（2）推轮椅时，要叮嘱老人手扶着轮椅扶手，尽量靠后坐，勿向前倾或自行下车，以免跌倒，必要时加约束带。

（3）由于轮椅的前轮较小，在快速行进时如遇到小障碍物（如小石子、小沟等）易造成轮椅突停而导致轮椅连同老人向前倾翻而伤害老人，护理员一定要小心，必要时可采用后拉的方式（因后轮较大，越障碍的能力较强）。

（4）推轮椅下坡时速度要慢，要叮嘱老人的头及背应向后靠并抓紧扶手，以免发生意外。

（5）随时注意观察老人，老人如有下肢浮肿、溃疡或关节疼痛，可将脚踏板抬起，垫以软枕。

（6）天气寒冷时注意保暖，将毛毯直铺在轮椅上；还要用毛毯围在老人颈部，用别针固定；围着两臂，别针固定在腕部；再将上身围好，脱鞋后用毛毯将双下肢和两脚包裹。

（7）应经常检查轮椅，定时加润滑油。

相关知识：

轮椅转移技术

这里以偏瘫病人为例。

1.从床上向轮椅转移

床铺高度要与轮椅座接近，床头应装一短扶手，轮椅带有制动器和拆卸式搁脚板。将轮椅放在病人的健侧。轮椅与床尾稍呈一定角度（30°～45°）。

（1）病人坐在床旁，先锁上轮椅的制动器。

（2）病人躯干向前倾斜，同时用健侧脚和手向下撑，移向床边。

（3）将健肢膝屈至90°以上，并把健侧脚移到患侧脚的稍后方，便于两足自由转动。

（4）抓住床扶手（如平衡不稳则抓住轮椅扶手的中部），病人的躯干向前移动，用健侧臂向前撑，使大部分体重转移到健侧小腿，达到站立体位。

（5）病人将手移到轮椅远侧扶手的中部，并移动两足，使自己呈准备坐下的体位。

（6）病人坐上轮椅以后调整自己的位置，松开制动器，后退轮椅离开床。

（7）将搁脚板归位，用健侧手将患腿提起，并把足放在搁脚板上。

2.从轮椅向病床转移

（1）轮椅朝向床头位置。

（2）锁上制动器后，用健侧手将患侧脚提起，然后将搁脚板翻向侧边。

（3）将躯干向前倾并向下撑，移到轮椅的前部，直至两足垂下，健足位于患足后。病人抓住轮椅扶手（或床扶手），躯体向前移，用健侧上下移动支撑体重而达到立位。

（4）站立后把手移到床扶手上，并移动两足，使自己呈准备坐到床上去的体位，坐到床边后躺下。

3.从轮椅到坐便器的转移

病人必须能自己穿脱衣服，坐便器最好高于地面50厘米并能升降，坐便器旁边的墙上应安装扶手。

（1）轮椅斜放，使病人的健侧接近坐便器。

（2）锁上制动器，然后双足离开搁脚板并把搁脚板翻至侧边。

（3）健侧手放在轮椅的扶手上，然后躯干前倾，在轮椅内向前移动。

（4）用健侧腿支撑自己的大部分体重从轮椅内起立。起立的力量主要来自于健侧腿。

（5）站立后，转动两足，直至站立在坐便器前面。将裤子退下并坐在坐便器上。

从坐便器上转移到轮椅上时，可按上述程序反过来进行。

4.从轮椅向浴盆内转移

病人有足够的体力，并具有移到13～18厘米高的木椅上的能力，能转移到浴盆中去时使用此方法。应用坚固的木椅两把，一把放在浴盆旁，一把放在浴盆内。浴盆中的木椅应当矮些，使浴盆内、外两把木椅与浴盆边的高度相同。矮木椅应装上橡皮垫，以防止椅子滑动。

（1）病人的健侧手放在椅座上，健肢脚踏在地板上，身躯移到木椅边，并向浴盆边移。

（2）用健侧手提起患侧腿并把它放到浴盆中。

（3）用健侧手和腿支撑，手抓住墙壁上的扶手，使身体滑到浴盆内的椅子上而进入浴盆内。

（4）最后把健侧移入浴盆内。

5.从浴盆内向轮椅转移

（1）放干浴缸内的水。

（2）用健侧支撑，手抓住墙壁上的扶手，使身体站起来。

（3）用健侧手提起患侧腿移出浴盆外。

（4）再用健侧手按到椅座上，健肢脚踏在地板上，身躯移到轮椅上坐下。

二、协助老人正确使用拐杖

（一）调整拐杖的高度

使用者站立双手自然下垂，拐杖的把手高度在使用者的手腕处为宜。如果是特制的就不必调节。

（二）检查拐杖

主要检查拐杖的把手是否有松动，拐杖与地面接触的橡胶垫是否完好，调节高度按钮是否锁紧等。如果有任何一项不符合要求就不能使用。

（三）借助拐杖行走

1.平地行走

先把拐杖向前伸出约15厘米，然后患侧腿向前落在拐杖稍后处，接着健侧腿向落在拐杖稍前一步大约20厘米处，如此反复。

2.上楼梯

先上健侧腿，再上拐杖，最后是患侧腿。

3.下楼梯

先下拐杖，然后是患侧腿，最后是健侧腿。一格格下楼梯，不要着急，需护理员监护。

相关知识：

如何正确选择拐杖

为老人购买拐杖时，一定要遵循以下原则：

拐杖底端一定要有橡胶套（垫），橡胶和地面的摩擦力很大，可以保持拐杖着地时又轻又稳、不会打滑。要经常检查橡胶（垫）有无磨损，若使用时间长，橡胶套（垫）脱落，应及时更换，用补自行车胎的胶皮就行，以防摔倒。

拐杖扶手的长度要超过手掌的宽度，这样老人握起来，手腕会比较放松。拐杖的扶手握起来要舒服，要保证老人随时能用上力，患有关节炎或中风的老人，更要在医生的指导下，制作专用的扶手。当老人站直、握紧拐杖与腿平行时，胳膊最好与拐杖呈30°角，否则，老人握起来不舒服。

一般要选择结实、耐用、不易变形的木制拐杖，尽量不要用金属拐杖。拐杖的重量以250～350克为好，表面不要太光滑，握在手中应具有舒适、安全的感觉。拐杖的高度应因人而异，即扶手上缘应与脐部或脐上二横指处平齐。

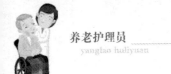
第二节　扶抱搬移老人

一、帮助老人变换体位

（一）由仰卧位向侧卧位的变换

1.准备物品

卷好的被子或毛毯、枕头、软靠垫等。

2.护理步骤

方法一

步骤1：在变换体位前先向老人说明，不能在老人不知情的情况下变换体位。

步骤2：将老人双手交叉置于其腹部，把远侧的腿放在近侧的腿上。如为偏瘫老人，尽量用其健侧手臂抱住偏瘫侧的手臂置于胸部，把偏瘫侧的腿放在健侧腿上。

步骤3：护理员两腿前后分开、屈膝、弯腰，腰部的高度尽量与床面的高度保持一致，双手分别托住老人远侧的肩部、髋部，将老人朝自己站立的一侧翻转。

步骤4：老人翻身后，护理员要用双手托起老人的腰部，把老人的身体向床中间移一移。

步骤5：把卷好的被或毛毯垫在老人的背后，把靠垫分别垫在老人的身体受压部位，两腿之间则夹枕头或靠垫，以保持体位的稳定与舒适。

步骤6：整理床铺。

步骤7：回到原来的仰卧位，操作方法为：

（1）撤掉垫在背部的被子或毛毯和夹在两腿间的枕头或靠垫。

（2）护理员站在老人的对面，双手分别放在老人肩膀和腰部，慢慢将老人的身体退回原处。

（3）把老人的身体水平移到床中间，再调整好枕头的位置。

方法二

步骤1：在变换体位前先向老人说明，不能在老人不知情的情况下变换体位。

步骤2：护理员站到老人偏瘫侧的床边。

步骤3：指导老人用健侧手臂抱住偏瘫侧的手臂放在腹部，或者举起健侧手臂放在头部，把偏瘫侧的手臂放在腹部，把偏瘫侧的腿放在健侧腿上。

步骤4：护理员两腿前后分开、屈膝、弯腰，腰部的高度尽量与床面的高度保持一致，双手分别从老人的肩部和双腿之间插进去，托住老人健侧的肩部及腿部，利用杠杆原理轻轻地将老人朝健侧翻转。

步骤5：老人翻身后，托住老人的腰部，把老人的身体向床的中间移一移。

步骤6：把卷好的被子或毛毯垫在老人的背后，用靠垫分别垫在老人的身体受压部位，两腿之间夹枕头或靠垫，以保持体位的稳定与舒适。

步骤7：整理床铺。

步骤8：回到原来的仰卧体位。操作方法为：

（1）撤掉垫在背部的被子或毛毯及夹在两腿间的枕头或靠垫。

（2）护理员站在老人的背面，一只手手心朝上握住老人的健侧手，另一只手压住老人髋部，轻轻地把老人的身体转回仰卧位。

（3）把老人的身体水平移到床中间，再调整好枕头的位置。

（二）由侧卧位向俯卧位的变换

1.准备物品

软枕。

2.护理步骤

操作方法见下表。

由侧卧位向俯卧位的变换方法

适用范围	操作步骤
老人自己能抬上半身	步骤1：在变换体位前先向老人说明，不能在老人不知情的情况下变换体位 步骤2：先将老人由仰卧位变成侧卧位 步骤3：在护理员的帮助下，把老人压在下面的手臂从前面移到后面 步骤4：护理员尽量扶着老人的胯部，把老人的身体翻转过来，面向床铺俯卧，头偏向一侧，双手置于头侧 步骤5：腹部横膈下和小腿部垫上软枕，使之尽量保持舒适的体位 步骤6：从俯卧位回到侧卧位时，先把垫在腹部横膈下和小腿下的软忱撤走，按与上述步骤相反的程序操作

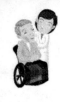
续表

适用范围	操作步骤
老人自己不能抬起上半身	步骤1：先将老人由仰卧位变成侧卧位 步骤2：撤下枕头，嘱咐老人把健侧的手臂举起来，头枕着手臂，偏瘫侧的手臂平放在外侧 步骤3：护理员站在老人的身后，双手分别放在老人的胯部和肩部，慢慢地把老人的身体推翻过去 步骤4：给老人枕上枕头，腹部横膈下和小腿部垫上软枕，使之尽量保持舒适的体位 步骤5：从俯卧位回到侧卧位时，先把枕头和垫在腹部横膈下和小腿下的软枕撤走，按与上述步骤相反的程序操作

（三）由仰卧位向起坐位的变换（以右侧偏瘫老人为例）

起坐位是指把老人的上半身扶起来，让其靠床头坐起，或用床上支架支起后背，坐在床上的姿势。

 特别提示

长时间卧床的老人坐起时会感到不安，有时还会出现眩晕、恶心等症状，因此，护理员在帮老人坐起时，动作不要太快，要慢慢地把老人扶起来坐好。

1.准备物品

卷好的被子或毛毯、枕头、靠垫等。

2.操作步骤

步骤1：柔声告诉老人需要变换一下体位。

步骤2：护理员站在老人偏瘫侧的床边。

步骤3：把老人偏瘫侧的手臂放在腹部，护理员稍微弯腰，嘱咐老人用健康的手环抱住护理员的脖子。

步骤4：护理员一只手扶住老人的肩部，另一只手臂支撑在老人身体外侧的床面上，与老人相互协作，按口令同时用力，把老人扶起来。如果是两个人一起协助老人坐起时，由两人各站在老人一侧，各将一只手伸进老人腋下扶起老人肩部，一人发口令，两个人同时将老人扶起来。

步骤5：扶老人起来后，把靠垫或卷好的毛毯、被子垫在老人的背部，在老人的肩膀上披上毯子或衣物，防止着凉。

步骤6：回到原来的仰卧体位时，先撤下垫在后背及腿下面的垫子，然后按照与步骤3、步骤4所述的相反程序操作即可。

（四）由仰卧位向端坐位的变换（以偏瘫老人为例）

端坐位是指坐在床边，两腿自然分开、脚着地，把健康的手放在床上支撑上身的姿势。端坐位是站立的前提条件，只要老人能够端坐起来，离站立就不远了。操作步骤为：

步骤1：柔声告诉老人需要变换一下体位。

步骤2：把老人扶起来（扶起的动作与由仰卧位向起坐位时变换的动作相同）。

步骤3：护理员用一只手扶住老人的后背，另一只手抬起老人的双腿，使老人的身体变成V字形。

步骤4：以老人的臀部作为支点，类似陀螺旋转地把老人的身体轻轻旋转90°左右。

步骤5：旋转后把老人的腿放下来，护理员用双腿夹住老人的双腿，让老人健康的手放在床上支撑着上半身坐起来。

步骤6：把老人的双腿稍微分开，帮老人穿好鞋子。

步骤7：由端坐位回到仰卧位时，按与上述步骤所述的相反程序操作即可。

（五）由端坐位变站立位

由端坐位变站立位其实就是把老人从床上抱起，双脚着地站好。

步骤1：护理员与老人相对而站，一条腿插到老人的双腿之间，双腿前后分开，上身稍微向前倾，屈膝，双手环抱住老人的腰部。

步骤2：嘱咐老人用健侧手抱住护理员的颈部，用健侧腿支撑身体，同护理员一起用力站起来。

二、协助卧床老人翻身

翻身的目的是使卧床老人安全、舒适，预防褥疮等并发症，适用于不能自理的病人。常用的有以下两种方法。

（一）一人节力翻身法

1.平卧位翻左侧卧位

步骤1：护理员站在床的右侧，两腿距离10～15厘米以维持平衡，重心稳定。将病人左右手交叉放在其腹部。

步骤2：移上身。上身的重心在肩背部，护理员用右手将老人的右肩稍托起，左手伸入腋下，用手掌及手指扶托其颈项部；右手移至对侧左肩背部，两手合力抬起老人上身移向近侧。

步骤3：移下身。下身的重心在臀部，护理员左手先伸到老人腘窝，右手扶在足背上，使其屈膝；然后右手沿腿下伸到尾骶部，左手移到对侧左臀部，两手合力抬起老人下身移向近侧。

步骤4：调整体位。左手扶住背，右手扶住双膝，轻轻翻转老人。抬起老人右腿，拉平裤子，托膝使病人屈髋，膝放在床旁。抬左腿，拉平裤子，放在床中。平整老人衣服，以软垫支持老人背部和双腿，取舒适卧位。

2.左侧卧位翻平卧位

左侧卧位翻平卧位时，护理员应站在老人左侧，其他操作步骤与上述程序正好相反，两手动作相互调整。

（二）两人节力翻身法（平卧翻侧卧位）

对于身体胖重且不能活动的老人，如截瘫、偏瘫、昏迷等病人，宜采用两人协助翻身法。

 特别提示

对插有导管的病人，应先将导管安置妥当，翻身后要检查导管，确保通畅。

步骤1：两位护理员站在床的同侧，让病人两手放在其腹部。

步骤2：一个人托住其颈肩和腰部，另一人托住臀和腘窝部，两人同时将病人抬起移向床缘，分别扶托肩、背、腰、膝部位，轻推，使病人转向对侧。

三、协助老人移动身体

（一）将老人移至床头

瘫痪老人在床上呈半卧位时，容易向下滑到床尾，护理员应帮助其移向床头，调整姿势使其舒适。

1.准备工作

（1）护理员洗净并温暖自己的双手。

（2）准备好物品，如小枕头、软枕（长圆枕）或毛毯卷，数目根据需要而定。关闭门窗，避免对流风。

2.操作步骤

步骤1：床头竖立一枕头，以防向床头移动时头部碰伤。

步骤2：将老人双手交叉放在其腹部，以免移动时老人双手晃动或牵拉引起意外。

步骤3：让老人屈膝，双足抵住床垫。若老人神志不清，应在其双膝下放一小枕，这样在移动时可减轻双腿重量而省力气。

步骤4：护理员一只手伸入老人腰下，另一只手绕过老人用双手环抱住老人，将老人躯干移向床边。

步骤5：用双手移动老人的两腿到床边。

步骤6：将枕头自头部下移至肩下与上背部处，抬高老人的上半身，这样有助于老人身体上部向床头移动。

步骤7：护理员站在床的一侧，一手拉枕头的上角，一手拉枕头的下角（成对角线），或站在床头双手拉枕头的两侧，用枕头将老人身体上部移向床头方向。

步骤8：移动后，将老人的头部枕头回归原位，去除颈下枕头，使老人更换为仰卧位。

（二）将老人移至床边

将老人由床中央移至床的一侧，或由床的一边移至另一边，操作步骤为：

步骤1：护理员将老人的双手交叉放在其腹部，将枕头自头部下移到肩下与上背部处，以抬高老人的上半身。

步骤2：护理员将手拽住枕头上侧，用枕头带动老人身体上部移向床边。

步骤3：护理员一只手伸入老人腰下，另一只手绕过老人用双手环抱住老人，将老人躯干移向床边。

步骤4：以双手移动老人的两腿到床边。

步骤5：将头部的枕头放回原位。

（三）协助老人坐移床边

步骤1：将老人的双膝微屈，放下床挡。

步骤2：护理员面向老人，两腿分开，双膝微屈，靠近床侧的手伸入老人颈肩下，另一只手托住老人腘窝处或小腿下，或者越过老人双膝由对侧伸入老人腘窝或小腿下，转身利用身体转轴转动将老人扶起，使其坐在床边。

特别提示

老人初次坐起时，应注意安全和保温，观察老人面色、脉搏、呼吸。长期卧床的老人不能突然坐起来，因突然坐起容易出现体位性低血压，所以应慢慢坐起。

（四）协助老人下床及行走

"协助老人坐移床边法"是协助老人坐起来。如果老人没有任何不适，即可进一步协助老人下床。

步骤1：护理员面对坐在床边的老人，嘱咐老人用双手环抱住护理员的肩部，护理员分开两腿，夹住老人双腿，双臂抱住老人的腰部。如果老人身体较重，可用双手拉住老人的腰带，用力协助老人站起来。

步骤2：老人站起来后，护理员将双腿分开，并用膝盖抵住老人的膝部，以防止老人膝部不自主地弯曲而跌倒。

步骤3：老人想行走时，护理员要站在老人的健侧，让老人用健侧的手臂搂住护理员的肩部，护理员则用一只手握住老人放在肩部的手，另一只手围住老人的腰部，协助老人行走。

（五）协助老人移动身体的特殊部位

为改善局部血液循环，缓解充血或疼痛，或为检查出血情况，可将身体某部分抬高。通常用枕头来抬高腿部或手臂，而用沙袋、枕头或毯子卷等帮助部分身体保持某种体位。

第三节 意外事故预防与处理

一、老人走失的预防与应对

（一）老人走失的预防

（1）老人外出时，尽量由护理员或家人陪同，避免老人离开陪同人的视线范围。

（2）平时经常让老人背诵重要联系人的电话号码。告诉他们不要前往人多或交通复杂的场所，与家人失散时应在原地等候，不要乱走。

（3）制作一张身份卡。上面写清楚老人的姓名、家庭住址及联系电话，放在老人的衣袋内或是挂在老人的脖子上，也可将标有身份信息的布片缝在老人的外套上。

（4）多陪伴老人。多跟老人沟通，从生活上关心老人，让他们健健康康、开开心心地生活。

（二）老人走失的应急处理

如老人走失，及时拨打"110"，详细说明老人当天穿什么衣服及老人的体貌特征，留下具体联系方式，以便好心人发现走失的老人报警时，接警员能及时核对并及时和家人联系前去认领。

二、跌倒的预防与处理

老人跌倒的发生率随着年龄的增长而增多，因跌倒而造成骨折的情况也时有发生。

（一）老人跌倒的常见原因

1.诱发老人跌倒的自身因素

人体姿势稳定性有赖于感觉器官、中枢神经系统及骨骼肌肉功能的协调一致，扰乱这一功能系统的任一因素，均能破坏机体的内在稳定性，成为诱发跌倒的内在因素。

（1）某些导致晕厥的老年疾病。影响脑血流灌注及氧供应的心血管疾病，如血压过高、糖尿病患者低血糖、症状性低血压、心房纤颤、心律失常等，均可导致头晕、体力不支而跌倒。

（2）骨骼关节、肌肉疾病。老人由于髋、膝、踝关节活动障碍、肌无力而跌倒。

（3）药物副作用。很多药物可以影响神志、精神、视觉、步态、平衡、血压等，服用这些药物后可增加跌倒的发生率，包括镇静催眠药、抗焦虑抑郁药、降压与利尿药等。

（4）听觉、视觉、平衡功能障碍。患有脑血栓、帕金森病、小脑功能不全的老人平衡功能较差，容易跌倒。

2.诱发老人跌倒的环境因素

对于老人来说，由于步态不稳及平衡功能较差，许多习以为常的环境因素都可以导致跌倒，如光滑的地面、松脱的地毯、过道障碍物等均可能使老人站立不稳而跌倒。过强或过暗的灯光、浴室或楼梯缺少扶手、家具摆放不当等也是构成老人跌倒的潜在危险因素。

（二）老人跌倒的预防

预防老人跌倒的措施有：

1.建立适合老人特点的生活环境

（1）老人居室应布局合理、安全。入室有充足的照明，避免灯光直射，最好有夜灯且电源开关容易触及。

（2）地面应平坦，保持干燥。

（3）物品应摆放有序，通道无障碍物，沙发勿过度软松、凹陷，坐椅应较高，使之容易站起。

（4）衣服应轻便合身，裤子不宜过长，以免绊倒。外出不宜穿拖鞋，鞋子大小要适宜，鞋底要防滑。

（5）老人在下蹲、坐位或卧位起床直立或准备行走之前，动作应该缓慢，先站稳适应一下再起步行走，以免发生体位性低血压而摔倒。

2.预防因生理因素所导致的跌倒

（1）对于高危人群，日常活动如起床、散步、如厕及洗澡等应随时有人照顾，以防跌倒。

（2）视力、听力差的老人外出一定要有人陪同。有视网膜疾病或白内障要及时治疗；眼镜度数一定要合适；在冬天勿使围巾遮盖眼、耳，避免平衡失调引起跌倒危险的增加。加强平衡训练可减少跌倒的发生概率。

（3）对骨质疏松的老人，适量服用活性型维生素 D_3 可增加肌力，增加躯体的稳定性，防止跌倒。

3.正确、合理用药

（1）正确指导老人用药，对于服用镇静剂、安眠药的老人，劝其未完全清醒时不要下床活动。

（2）服用降糖、降压、利尿药的老人，应遵医嘱服药，勿乱用药，并注意用药后的反应。

（3）对于大量吸烟和酗酒的老人，多做健康知识宣传，避免因吸烟和饮酒过量引起不适而跌倒。

（三）老人跌倒后的护理

1.老人跌倒后不要急着扶

由于老人多骨质疏松，跌倒后很容易出现骨折。当老人摔倒后出现局部疼痛和肢体活动障碍时，有可能已经发生骨折，如被匆忙扶起可能会加重损伤，导致骨骼错位，若是伤到脊柱，甚至可能会损及脊髓。所以，一旦老人摔倒，且怀疑有骨折时，要就地保暖、止痛，防止休克。如出血要马上止血，并用纱布、绷带包起来，就地固定。如果怀疑脊柱骨折，或感觉问题比较严重，应帮助老人保持身体不动，就地等待急救车到来。

2.确认老人是否昏迷

若能确认老人没有骨折，还要观察老人是否昏迷。意识清醒且没有身体不适的，一般问题不大，稍事休息后就可扶起来；如老人表示心口疼，且本来就有冠心病等心脏问题的，可能是出现了心绞痛，要立刻协助老人含服硝酸甘油等急救药物，待症状缓解后扶起。

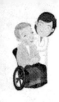
如果老人已昏迷，怎么都叫不醒，应立即拨打"120"请求急救，同时可找社区医生前来帮忙。在等待救护车的这段时间内，护理员或家人需将老人在原地缓缓放平至仰卧位，千万不可搬动，更不能抱住病人又摇又喊，试图唤醒病人。然后解开领口，并将头部倾向一侧，保持呼吸道通畅，防止呕吐物反流入呼吸道而引起窒息。必要的时候，可以给老人吸点氧，通常会起到些作用。

3.跌倒后皮肤有青肿淤伤、肿块的处理

（1）淤伤。先清洗局部，用碘酒、酒精消毒后，冷敷即可。

（2）小血肿。将浴巾或纱布浸入冷水或包上冰块，敷在伤处，以使血管收缩，减少出血。根据血肿大小，一般经1～3周淤血即可吸收。

（3）如果血肿面积很大或是撞击后失去知觉，应立即到医院急诊。如不去医院，也要在随后的48小时内保持警惕：如果头部被撞击，应注意观察有无呕吐、昏睡现象，走路是否平稳，如有这些症状，则提示可能是脑部受伤，应尽快去医院检查治疗。

4.挫伤和扭伤的处理

（1）先用冰块冷敷伤处15分钟，以避免水肿。

（2）尽快到医院就诊。根据扭伤程度的不同，处理各异，轻的缠弹力绷带，重的需要夹板和石膏固定，这种情况下，关节可能在1～6个星期内不能转动。

5.骨折的处理

最常见的有手腕部和股骨颈骨折，应保护及固定骨折处，然后去医院诊治。

三、烧伤及烫伤的预防与护理

（一）预防措施

（1）使用液化气、煤气及与电有关的用具时，应安装报警器或定时钟，随时提醒老人。

（2）使用热水袋时注意用毛巾或布包裹后再放置皮肤处。

（3）避免端滚油、开水、热汤等。

（4）不可在床上吸烟，使用蚊香时应特别小心，点着的蚊香不要靠近窗帘、床单、纸张等易燃物。

（5）使用电暖器取暖时应放在离脚较远的地方，避免烧伤或烫伤。

（二）烧伤或烫伤的急救

（1）着火后要立即灭火,脱去着火的衣服,烫伤后要立即降温并迅速脱下衣服。

（2）用冷水或冰水浸泡或冲淋患处,持续到不感觉痛为止,这样可以减少皮肤的损伤。

（3）除去受伤部位的饰物及衣服,包括戒指、手链、手镯、鞋等,因为受伤部位会因受热而膨胀。

相关知识:

烧伤或烫伤的深度

医学上把烧伤或烫伤的深度分为3度。

Ⅰ度：皮肤出现红斑,有痛感,没有水泡。

浅Ⅱ度：皮肤出现水泡,有刺痛感；深Ⅱ度：皮肤痛感迟钝,有水泡或无水泡,水泡下创面苍白间有红色斑点。

Ⅲ度：皮肤痛感消失,无水泡,干燥,呈蜡白或焦黄色。

烧伤或烫伤的深度是由致伤物的温度和作用的时间决定的。

（4）如果皮肤出现水泡,且容易碰破的话,可用经过消毒的针将水泡的底刺穿,挤放出液体。

（5）如果皮肤上的水泡已破或已剥脱,则要清洗伤口,然后用消毒凡士林纱布包扎好,并要每天更换敷料。

（6）如果是不能包扎的部位,可采用暴露法,用消毒纱布将渗出液拭干,关键是要使创面保持干燥,减少病原菌生长的机会。这样持续一星期左右,受伤较浅表面能自行愈合。

（7）如果烧或烫伤的深度为Ⅰ度或浅Ⅱ度,受伤面也不大,在家庭中也可用牙膏迅速涂抹在受伤部位,红肿会逐渐消失,水泡也不会发生。牙膏中除了洁齿的原料外还有薄荷油、甘油和酒精等物,所以能治疗轻微的烧伤或烫伤。

四、噎食的预防与护理

老人易发生气管食物阻塞，应引起护理员的高度重视。

（一）老人容易发生噎食的主要原因

（1）咀嚼功能不良，大块食物尤其是肉类不容易被嚼碎。

（2）在饮酒过量时，容易失去自控能力。

（3）老人患食管疾病者较多，加上进餐时情绪激动，容易引起食管痉挛。

（4）老人的脑血管病变发生率高，吞咽反射迟钝，容易造成吞咽动作不协调而噎食。

（二）发生噎食的特征

（1）进食时突然不能说话，并出现窒息的痛苦表情。

（2）患者通常用手按住颈部或胸前，并用手指口腔。

（3）如为部分气道阻塞，可出现剧烈的咳嗽，咳嗽间歇有哮鸣音。

（三）噎食的预防

老人噎食出现突然，死亡率高，因此必须做好预防工作。

（1）预防脑血管疾病，治疗食道病变，保持情绪乐观。

（2）提供的食物要软，骨头、刺等要剔除。要指导老人慢慢进食、细嚼慢咽。

（3）饮酒抽烟均应严格控制，以减少噎食的诱因。

（四）发现老人噎食的应急措施

一旦发现老人噎食，应采取如下措施：

（1）如患者处于卧位，抢救者应立即用双手在患者的剑突（即心窝稍下部）下，向上给予连续、有节率的猛烈冲击。

（2）如患者处于坐位或立位，抢救者应立即用双拳或其他硬物顶于患者剑突下，向内向上，用力按压。

（3）经上述处理后，横膈迅速上抬挤压胸腔，造成的气流压力，足以将堵塞的食物团冲出，往往可使患者起死回生。

五、擦伤、刺伤、割伤等的预防与护理

（一）预防

（1）尖锐物件如刀、针等应放在安全处，生锈及破损的器皿应及时更新。

（2）使用刀、剪等锐器时，光线要充足，并佩戴合适的眼镜。

（3）切菜、切肉时要小心手指，以防被刀割伤。

（二）处理

1.擦皮伤

（1）立即用酒精、肥皂水或清水将伤口上的泥土清洗干净。

（2）出血较多时，用棉球或纱布（干净的手帕或卫生纸也可）压在伤口处数分钟，待不出血时将紫药水涂于伤口处。

（3）一般不深的伤口无须包扎，伤口暴露更有利于伤口愈合。泥土清洗干净后，伤口处暂时不要沾水，待过几小时或第二天会发现有清亮的液体渗出，可用理疗灯或台灯对着伤口烤10分钟左右，3～5天就可愈合。

（4）如果伤口过深，应及时到医院就诊。

2.刺扎伤

被刺伤后，不要一味关心伤口大小和出血多少，重要的是判断有无断刺残留在伤口里。

（1）如果有刺，要先设法拔出。可以用酒精在伤口周围消毒，并用经过火烧或酒精消毒的镊子设法将刺完整拔出。

如果刺外露部分很短，镊子无法夹住，则用消毒过的针挑开伤口外皮，适当扩大伤口面，让刺尽量外露，夹住轻轻向外拔出。用碘酒在伤口周围消毒后，敷上创可贴。

（2）确认没刺时，可轻挤伤口，挤出瘀血，减少伤口再次感染的机会。然后用碘酒在伤口周围消毒后，敷上创可贴。

3.割伤

被水果刀、菜刀等利器割伤引起大量出血时，不必过于惊慌。

（1）如果割器不干净，用清洁的水冲洗伤口，裹上纱布。

（2）如果血液依旧慢慢渗出，应把纱布稍微包厚一点，并在伤处扎紧绷带。把手抬到比心脏高的部位，以利于止血。

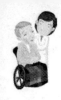
（3）若是血液喷涌而出，可在离心脏端近的手指两侧压住血管，也可用橡皮管或绳带绑住手指根部的血管。谨记长时间扎得过紧会使手指缺血，甚至坏死，所以每隔 20 ～ 40 分钟应松开一次。

（4）对较深、较大的伤口，必须去医院诊治，如对伤口进行缝合，8 ～ 10 天后即可拆线。

4.剪伤

指甲剪得太"秃"，指甲缝可能破裂出血。可用蜂蜜对一半温开水搅匀，每天抹几次。

（1）如果是甲床下出血，血液没法流出，甲床根部隆起，会疼痛难忍不能入睡。可在近指甲根部用烧红的缝衣针扎一小孔，将积血排出，消毒后加压包扎指甲。

（2）有指甲破裂出血史的人，日常饮食中多吃含维生素 A 多的食物，如白菜、萝卜、韭菜、猪肝，增加皮肤和指甲的弹性。

相关知识：

创可贴的正确使用方法

由于创可贴的结构所限，一般只能用于较为表浅、创口整齐干净、出血不多而又不需要缝合的小伤口，从而起到暂时止血、保护创面的作用。但使用时间不宜过长。

（1）先将伤口清理干净后再使用创可贴。有人直接把创可贴覆在伤口上，这样是不正确的，非常容易导致伤口感染。

（2）如果贴在伤口上的创可贴被水浸湿，应立刻更换。

（3）创伤严重、伤口有污染者，应尽快到医院治疗。对伤口进行清创处理以前，不可使用创可贴。

（4）深而窄的伤口，如铁钉、刀尖扎伤等，止血后应当使伤口暴露，以防破伤风菌感染伤口，不能使用创可贴。如有必要应该在医生指导下注射破伤风血清。

（5）创面不干净或伤口内有异物时，不能直接用创可贴，应先清创或取出异物后再消毒和包扎。

（6）烧伤烫伤后出现溃烂、流黄水，也不能用创可贴，以防分泌物引流不畅而继发感染。

（7）对皮肤轻度擦伤、仅有少量出血者不必使用创可贴，用碘酒或医用酒精涂一下，就能起到预防感染的作用。如果不放心，可以再用紫药水薄薄地涂敷一层。

（8）已污染或感染的伤口，创面有分泌物或脓液的伤口也不能使用创可贴。

（9）新式的创可贴一般在贴胶上面做了特殊处理，可以防止揭下来的时候撕裂伤口，如果怕撕下创可贴的时候伤口疼痛，可以把电吹风调至低温挡，对着创可贴吹上30秒，就可以轻松撕下来。

六、突然晕倒的预防与护理

突然晕倒，是由于各种原因使大脑处于一时性缺血而突然发生的。

（一）预防措施

（1）早睡早起，适当锻炼，如快走等。

（2）一定要吃早餐，吃饭以清淡为好，不要油腻辛辣。

（3）脑供血不足者饮食上要远"三白"（糖、盐、猪油），近"三黑"（黑芝麻、蘑菇、黑米）。从营养价值看，四条腿（猪、牛、羊）不如两条腿（鸡、鸭），两条腿不如一条腿（蘑菇），一条腿不如没有腿（鱼），应经常吃海带、河鱼等。因为鱼油可降低脑细胞的死亡速度。

（4）厕所和浴室地板上敷盖防滑材料，卧室铺地毯，室外活动宜在草地或土地上进行，避免站立过久。

（5）患有颈椎病、高血压、糖尿病、心脑血管病的老人，尽量不要单独外出，上街购物须有人陪同。一定要随身携带药品，稍有不适立即服药，并及时拨打"120"求助。

（6）老人在外出前先量量血压，做好各种准备，避免发生意外。同时，患有呼吸道疾病的老人外出时也应做好相应的防护措施。

（二）老人突然晕倒的应急处理

（1）发现老人晕厥后应将其头置于低位（卧位时使头下垂，坐位时将头放在两腿之间），保证脑部供血，解开衣扣，头转向一侧，保持呼吸道通畅。

（2）在面部喷少量凉水或在额头上置湿凉毛巾刺激，可以帮助老人清醒。

（3）注意给老人保暖，不能喂食物。

（4）老人清醒后不要让其马上站立，应待其全身无力状况好转后再扶其起立行走。

七、洗澡时晕厥的预防与护理

（一）洗澡时为什么会晕倒

老人体力较弱，洗澡时水温过高，体内热量不易散发，易造成毛细血管扩张而引起大脑缺血，发生头晕，甚至晕倒。紧闭的浴室里雾气腾腾，属于低氧环境，年老体弱的人对低氧环境特别敏感。此外，由于浴室里室温较高，如果长时间浸泡在热水里，也容易引起四肢及身体表面的血管扩张，使血液较多流向四肢而造成脑部一时性缺血和低血压倾向，使人感到呼吸急促，心跳加快，胸闷难受，眼前发黑，终因体力不支而晕倒。

（二）预防措施

（1）不要在饥饿时洗澡。

（2）要掌握好浴室的温度和洗澡水温。

（3）洗澡时间不宜过长。

（4）有冠心病、高血压、血脂异常症、糖尿病、颈椎病等的老人，洗浴时最好有专人陪护。

（5）洗浴完毕老人起身动作不能过快、过猛，一定要适当休息后再缓慢起身，以免晕倒。

（6）嘱老人洗澡时不要吸烟，洗完之后应尽快离开浴室。

（三）发现老人洗澡时晕倒的急救

老人洗澡时突然晕倒，症状轻重程度不一，急救措施也应对症选取。

（1）如只是出现心慌、头晕、四肢乏力等现象，不必惊慌，只要立即帮助老人，离开浴室，躺下（不要扶着老人走，因为这时老人处于低血压状态，站立后会使脑缺血进一步加剧），放松休息，喝一杯热水，慢慢就会恢复正常。

特别提示

护理员要注意提醒老人洗澡时浴室的门不要锁死，虚掩即可，以便万一老人晕倒，可直接进入将老人抱出来。同时，要留意独自洗澡的老人，在其洗澡过程中注意呼叫、询问老人的情况，若老人长时间不答话，则要进浴室去看看。

（2）如果症状较重，老人已失去知觉，应立即将其平抬出浴室，以脱离低氧环境。出浴室后应让老人保持平卧，最好不垫枕头，用书、衣服等把腿垫高，使腿与地面约成 20°角，让心脏血液集中供给头部。待老人感觉稍微好一点后，喂些热糖水或热茶，把窗户打开通风，用冷毛巾擦身体，从颜面擦到脚趾，然后穿上衣服，头向窗口，身体就会逐渐得到恢复。

（3）如处理后老人晕厥症状不见好转，则应考虑是否发生脑溢血、心肌梗死等其他异常，需立即拨打"120"，呼请急救医生到现场抢救。

八、被猫狗咬伤的预防与护理

老人被猫狗抓伤或咬伤后，护理员应按照以下步骤处理伤口：

（1）冲洗伤口要分秒必争，以最快速度把沾染在伤口上的狂犬病毒冲洗掉。

冲洗前应先挤压伤口，排去带毒液的污血，但绝不能用嘴去吸伤口处的污血，然后用大量的清水（10000 毫升以上）清洗伤口。因为猫狗咬的伤口往往外口小，里面深，所以必须掰开伤口，让其充分暴露，冲洗完全。如伤口较深，冲洗时可用干净的牙刷、纱布和浓肥皂水反复刷洗，并及时用清水冲洗，刷洗至少要持续30 分钟。冲洗后用干净的纱布盖上伤口。

特别提示

老人被猫狗咬伤后，伤口越早处理越好，最好在 2 个小时内进行。即使延误了一两天甚至三四天，也不应该忽视局部处理。如果此时伤口已结痂，应将结痂去掉后按相应的方法处理。

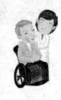
（2）用 20% 的肥皂水彻底清洗伤口，再用清水洗净，然后用 2% ~ 3% 的碘酒或 75% 的酒精局部消毒。处理好的局部伤口不需包扎，也不要涂软膏。

（3）应尽早注射狂犬疫苗，越早越好。首次注射疫苗的最佳时间是被咬伤后的 48 小时内。

具体注射时间是：分别于当天和第 3、7、14、30 天为肌肉注射 1 支疫苗，如因诸多因素未能及时注射疫苗，应坚持"早注射比迟注射好，迟注射比不注射好"的原则。

九、呕血、便血、咯血、鼻出血的护理

（一）产生原因

1.呕血

呕血多由食道、胃十二指肠溃疡、肿瘤和老人消化道的血管畸形引起。呕血时老人自己可感觉到血液是从胃里呕出来的，通常呈暗红色或咖啡色，往往混杂有食物残渣。

2.便血

有的上消化道出血病人，血液不是呕出来，而是流入肠道，从肠道排出，有时没有其他症状，仅仅表现为黑色大便。这种出血往往比呕血的出血量大。结肠、直肠癌肿也容易出血，有黑便情况，因而要嘱老人养成便后观察大便颜色的习惯，以便及时了解老人的身体状况。

3.咯血

咯血多由支气管扩张、肺肿瘤引起。咯血时伴有咽痒、咳嗽，血色鲜红，有时混有泡沫。

4.鼻出血

鼻出血常可由于外伤、鼻咽癌、天气干燥、用力擤鼻涕而诱发，高血压患者也常并发鼻出血。有时鼻出血量很大，颜色鲜红，可以感觉到血液顺咽后壁流下。

（二）护理要点

（1）护理员要镇静、沉着，随时将老人吐出的血擦干净，以缓解老人紧张不安的情绪。

（2）出血后让老人静卧休息，减少一切不必要的搬动，头折转一侧，以免血液呛入气管。若是支气管扩张大引发咯血，应将老人头端倒置与卧床成45°角（也称头低脚高位）。

（3）告诉老人有血涌出时要全部吐出来，不要因怕出血而强忍不吐，以免将血液吸入气管造成窒息。

（4）吐血后，协助老人用温水或冷水漱口，去掉口中腥味，以减轻其心理负担。

（5）在老人的胸部或上腹部放置冷水袋或冰袋，使血管收缩，减少出血，增加去医院途中的安全性。

（6）鼻出血，尤其是出血量较多的老人，在家中也要及时采取相应的止血方法。

相关知识：

鼻出血的常用止血方法

1.指压法

让老人仰头坐于椅子上，用拇指和食指紧捏双侧鼻翼，压迫鼻中隔前部，让其保持仰头，并张口呼吸，因低头时会引起鼻充血而不易止血。

2.冷敷法

用冷水冲洗鼻部，或让老人平卧于床上，将用冷水浸湿的毛巾敷在其鼻部，每2~3分钟换一次。因血管遇冷会收缩，故可以达到止血的目的。如能用小塑料袋装入冷水或小冰块敷在鼻部，则效果更好。

3.填塞鼻道法

取脱脂卫生棉或干净的普通棉花、布条或吸水性好的纸卷，用净水、植物油或麻黄素滴鼻药水浸湿，然后用筷子将棉花或其他代用物缓缓送入老人鼻道，查看其口中，如已无血液倒流，就说明止血成功。鼻出血停止后不要急于取出填塞物，应观察1~2小时后，再轻轻将填塞物取出。

第四节　老人急症护理

一、老人突发急症时家庭救护要点

老人突然发生急症时，千万不能因惊慌失措而出错。所以，护理员平时要学习一些老人家庭救护常识，遇事才能忙而不乱、正确有效地救护，给医生抢救、治疗老人病痛创造有利条件。老人发生急症时护理员应做到以下几点：

（1）要镇静，切忌慌张，以免出差错。比如，遇到触电事故，先应切断电源，用木棍等绝缘物拨开电线，再行抢救。

（2）及时观察老人的生命活动体征，如心跳、呼吸、血压以及瞳孔反应。一旦心跳、呼吸停止，则应立刻做人工呼吸（如口对口）和胸外心脏按压，不要忙于包扎伤口或止血。

相关知识：

人工呼吸和胸外心脏按压的方法

一、对病人进行口对口人工呼吸

病人应置于仰卧位，急救者跪在患者身旁（或取合适姿势），先用一手捏住患者的下巴，把下巴提起，另一只手捏住患者的鼻子，不使其漏气。进行人工呼吸者，在进行前先深吸一口气，然后将嘴贴紧病人的嘴，吹气入口；同时观察病人胸部是否高起；吹完气后嘴即离开，让病人把肺内的气"呼"出。最初吹的5~10口气要快些，以后则不必过快，只要看到患者高起的胸部下落，表示肺内的气体已排出时，接着吹下一口气，就可以了。如此往复不止地操作，直到病人恢复自动呼吸或真正确诊死亡为止。每次吹气用力不可过大，以免患者肺泡破裂；也不可过小，以免进气不足，达不到救治目的。

二、正确进行胸外心脏按压

1.按压部位

胸骨中下1／3交界处的正中线上或剑突上2.5～5厘米处。

2.按压方法

（1）抢救者一手掌根部紧贴于胸部按压部位，另一手掌放在此手背上，两手平行重叠且手指交叉互握稍抬起，使手指脱离胸壁。

（2）抢救者双臂应绷直，双肩中点垂直于按压部位，利用上半身体重和肩、臂部肌肉力量垂直向下按压。

（3）按压应平稳、有规律地进行，不能间断，下压与向上放松时间相等；按压至最低点处，应有一明显的停顿，不能冲击式猛压或跳跃式按压；放松时定位的手掌根部不要离开胸部按压部位，但应尽量放松，使胸骨不受任何压力。

（4）按压频率为80～100次／分，小儿90～100次／分，按压与放松时间比例以0.6：0.4为恰当。与呼吸的比例同上述。

（5）按压深度成人4～5厘米，5～13岁者3厘米，婴幼儿2厘米。

3.按压有效的主要指标

（1）按压时能扪及大动脉搏动；收缩压＞8.0千帕斯卡。

（2）患者面色、口唇、指甲及皮肤等色泽再度转红。

（3）扩大的瞳孔再度缩小。

（4）出现自主呼吸。

（5）神志逐渐恢复，可有眼球活动，睫毛反射与对光反射出现，甚至手脚抽动，肌张力增加。

在胸外按压的同时要进行人工呼吸，更不要为了观察脉搏和心率而频频中断心肺复苏，按压停歇时间一般不要超过10秒，以免干扰复苏成功。

4.注意事项

（1）首先检查患者呼吸道是否阻塞。口腔内如有异物应及时清除（包括义齿），为人工呼吸或气管插管打下基础。因为维持循环与呼吸

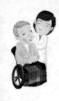
功能同等重要，两者缺一不可。

（2）准确、及时判断心跳停止，果断有效地进行胸外心脏按压，是保障抢救成功的关键。在胸外按压的同时建立良好的静脉通路，以保障复苏药物及时有效地发挥作用。

（3）操作者准确、熟练、动作要到位。应注意按压正确部位、操作手法的准确性。按压应平稳、均匀、有规律。

（4）按压部位不宜过低，以免损伤肝、胃等内脏。压力要适宜，过轻不足以推动血液循环；过重会使胸骨骨折，导致气血胸。

（5）心肺复苏施救应坚持20～30分钟，如为低温、溺水、触电、药物中毒、高血钾症等患者，可适当延长心肺复苏实施的时间。

(3) 不要随意推摇、搬动老人。如遇骨折、脑出血，随意搬动会扩大病情。

(4) 不要舍近求远。老人呼吸、心跳停止时，应在就近医疗单位进行初级急救，之后再送大医院，避免老人在途中死亡。

(5)切忌乱用止痛药。若老人急性腹痛，服用过量止痛药会掩盖病情，妨碍诊断。

(6) 严禁滥用饮料。胃肠外伤老人不可以喝水进食，烧伤老人不宜喝白开水，急性胰腺炎老人应禁食，昏迷老人强灌饮料会误入气管引起窒息。

二、正确拨打"120"急救电话

"120"电话，是遇到突发疾病或遭遇意外伤害时的一条紧急生命通道。发生紧急情况拿起电话，用最简洁的话语让急救人员准确了解各种信息，能为挽救生命争取更多的时间。

（一）确定是否有必要求助，保证联系电话畅通

拨打"120"前，应对老人病情进行大致判断，决定是否有必要求助于"120"。

"120"是紧急救援电话，即使是没有电话卡，或是电话欠费，也都能拨通。在紧急救援的时候，保持电话的畅通十分重要，除固定电话外，最好再留下能有效联系的手机号码。

特别提示

在求助时如果实在说不清地址，最可行的办法是拨打"110"，报出距事发点最近的电线杆号码。"110"可以通过与"120"的联动，查询到大概方位，使救护人员尽早抵达现场。

（二）呼叫"120"时应讲清的内容

地址、简要病情、病人相关信息是最重要的。在危急关头，慌张、恐惧在所难免，但应尽量保持镇静，讲话清晰、简练，以确保调度员能听清你在说什么。"××小区有人晕倒了，快点派车过来……"话还没说完，电话就挂了，这种做法是错误的。正确的做法是：

1.正确表述地址

不要想当然地认为"120"对各个地点都很熟悉。打电话时，要冷静地报出所属区（县）、街道、小区、楼号及门牌号，最好将周边明显的建筑物，如加油站、公交站牌、商场等信息告知调度员。

2.简要描述病情，等"120"先挂电话

一般调度员在接到求助电话时，会询问病人最典型的发病表现，既往病史以及病人的姓名、性别、年龄等信息。打电话时，一定要尽量提供信息，因为疾病是比较复杂的，比如，肚子痛，可能是急性阑尾炎导致，也可能是心脏病发病前兆，需要紧急处理。医生在前往救助的途中，也会告知相关的紧急处理方法，所以，尽量准确描述病情，这对急救非常重要。应等"120"询问完相关信息挂电话后再挂机。

（三）呼救后的主要工作

即使拨通了电话，也不能把时间耗在"干等"上，应做好相关的准备工作：

1.确保联系畅通

若只有座机，应守在电话旁，避免占线，随时接听医护人员的问路咨询或听从医疗指导。如果当时人手较多，可派一人到与急救人员约好的地点等待，接应救护车并为急救人员指路。

2.服常用药

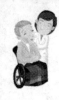
老人多是慢性病人，一般备有常备药，遇到突发情况，可以让他们先吃点常用药缓解。比如，心脏病患者，胸疼时，可以含服一两片硝酸甘油。服药时一定要记住药名和用量，并把这些信息告诉急救人员。

如果在家中，还需要准备好钱、生活必需品、社保医疗卡、旧病历、旧的检查结果（如X光片）等。

3.随时关注病情

如果老人神志不清、昏迷不醒，要密切关注他们的呼吸情况。应时不时呼唤老人的名字，通过观察其胸廓、肚子起伏状况等判断其是否还在呼吸，一旦出现呼吸骤停现象，应马上做心肺复苏术。有条件的，还应关注其血压、脉搏状况。

三、老人常见急症的简单急救要点

（一）心脑血管疾病

这类疾病以心肌梗死、脑出血等最常见，可以先吃速效救心丸、硝酸甘油等药物，有条件的及时吸入氧气。绝对禁止来回走动或乱搬动老人。一旦发生心搏骤停现象，应立即进行心肺复苏。

如发生昏迷、脑中风，应让老人平躺，将其头部侧向一边，以便于呕吐物、分泌物流出，防止窒息。不要使劲摇动老人头部，以免出现颈部错位或脑外伤加重。

（二）出血

止血最重要的是初步判断出血速度、出血量等，看其是否为动脉出血。如出血量小，可采用加压包扎法止血，即清洗完伤口后，用较厚的纱布等盖好伤口，再用绷带紧紧缠绕。

（三）骨折

伤者本人不宜随意移动身体，护理员也不要随意挪动伤者，避免骨折错位，或碎骨对内脏造成伤害。

（四）煤气中毒

立即打开门窗，将老人移至通风处。如果还有呼吸，有条件的话应让其吸入氧气。若发现呼吸心跳停止，应立即进行人工呼吸和心脏按压。

本章习题：

1. 护理员如何推轮椅？

2. 怎样正确地选择拐杖？拐杖的使用方法是怎样的？

3. 将卧床老人由侧卧位向俯卧位变换该如何操作？

4. 一个人怎样协助卧床老人翻身？

5. 怎样协助老人坐移床边？

6. 怎样预防老人走失？

7. 怎样预防老人跌倒？老人跌倒后该如何处理？

8. 怎样预防老人烧伤及烫伤？若发生烧伤或烫伤，该怎样护理？

9. 怎样预防老人噎食？若老人噎食了，该怎样护理？

10. 如何预防老人被刺伤、割伤、擦伤？若老人被刺伤、割伤、擦伤，该怎样护理？

11. 老人突然晕倒该如何处理？

12. 老人咯血或鼻出血该怎么办？

13. 老人突发急症了该怎么办？

14. 如何拨打 120 急救电话？呼救后应做好哪些工作？

第五章

老人心理健康护理

本章学习目标：

1.了解老人心理的变化及心理健康的标准。

2.掌握老人心理健康护理的各种方法及操作要领。

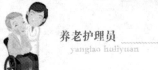
第一节　老人心理概述

一、老人心理的变化

（一）衰老引起的心理变化

老人随着年龄的增加，大脑逐渐萎缩，脑细胞数量逐渐减少，其记忆力、逻辑推理和抽象思维能力均有不同程度的下降。而且随着年龄的增加，性格和情绪的改变日趋明显。

1.小心谨慎

人到老年，做事时常为追求准确性而导致处理问题的速度明显放慢，常小心谨慎，不愿冒险。

2.墨守成规、固执

老人因墨守成规而对许多事情看不顺眼，感觉不满而不能控制自己的情绪，常常大发脾气；由于坚持不改长期形成的习惯和行为方式，而显得刻板、偏执，很难根据实际情况加以改变，且不愿承认自己的不足，常常不能适应新生事物和新的环境。

3.自私、多疑

老人由于视力、听力及记忆力减退，会变得自私、多疑、好猜忌，对周围的人不信任。在自私、多疑的基础上，容易产生偏见，常常不顾事实，不能听从别人的劝说、解释。

4.消极、悲观

人进入老年期后，各脏器组织的功能都在减退，如视力、听力、记忆力、运动能力减退，思维反应速度减慢等，老人感觉到这些变化后，容易产生消极悲观情绪，从而变得沉闷、少言、少动、忧郁，严重者甚至形成病理性老年抑郁症。

5.自卑、自责

人进入老年期后，常常回忆自己的过去，当发现一系列目标未达到或计划未能实现时，常常归罪于自己能力不足。且年老后，视力、听力、记忆力、思考能力、运动能力已减退，已无能力来改变这种现状，对此无可奈何，从而自怨自责，显出沮丧和心灰意冷的状态，形成自卑、自责的心理特点。

6.情绪波动

老人由于个人遭遇、精神压力的影响及智力和活动能力的减退，情绪波动明显，常常不能调控自己的情绪，有时急躁易怒，有时焦急不安，有时悲观忧郁。情绪的波动常常影响或加重老人的身心疾病。

7.死亡恐惧

死是老人不可避免要考虑和面对的问题，尤其是在配偶、朋友、同事去世后，老人的心中就会经常想到死亡的问题，有时甚至会产生明显的恐惧心理。

（二）环境因素引起的心理变化

1.工作、生活环境引起的心理变化

人随着年龄的增长，各方面都会逐渐衰老，生理功能减退，记忆力减退，思考能力、工作效率降低，工作压力较大，甚至有力不从心之感，难以适应新的工作环境，因此容易产生心理障碍。另外，现代生活常使老人尤其是城镇老人独处独居，与邻居、亲友交往减少，产生孤独、悲忧情绪，从而加速衰老或导致精神障碍的发生。

2.离、退休引起的心理变化

每个城镇老人几乎都要遇到离、退休的问题。老人由于长期的工作、生活磨炼，已经形成比较固定的心理状态及生活方式和习惯。离、退休突然改变了老人原有的工作、生活习惯，对老人而言，无论其是否愿意离、退休，或是否有心理准备，在离、退休前后一段时间内，均会对老人的心理变化产生不同程度的影响，形成所谓的"离、退休综合征"，可表现为坐卧不安、无所适从、注意力不集中，感到抑郁孤独、烦躁不安、焦虑不宁、偏执、多疑，有时可伴有头痛、头晕、心悸、胸闷、失眠、多梦等不适。

（三）躯体疾病引起的心理变化

身体的健康状况和心理、精神的健康既相辅相成，又互相影响。身体健康，则精力充沛、精神愉快、心情舒畅，心理状态稳定而健康。躯体有病，则精神不振，心理负担加重。老人生理功能逐渐减退，各系统疾病相继出现，明显影响老人的身心健康。

老人发病率和死亡率最高的是心脑血管病、肿瘤以及其他系统疾病，如呼

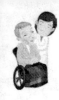
吸系统疾病所致的呼吸困难、心肺功能衰竭，消化系统疾病所致的胃肠道不适，饮食、大便障碍，糖尿病的各种并发症，骨质疏松症所致的骨痛、骨折等多种老年疾病。这些疾病本身引起的痛苦及伴随这些疾病所出现的活动受限、生活自理困难，以及给家庭、社会带来的负担感增加，会使老人的情绪、性格明显受到影响，容易变得悲观、忧郁、焦虑、急躁，情绪波动明显，同时可影响到老人的记忆、思维、运动能力，使其记忆减退、反应迟钝、动作迟缓。如没有正确的心理调节，有可能导致病理性抑郁、焦虑、躁狂症及老年痴呆症、老年性精神病的发生。

二、老人心理健康的标准

国内外尚没有统一的心理健康标准。

我国著名老年心理学专家许淑莲教授把老人心理健康的标准概括为5条：

（1）热爱生活和工作。

（2）心情舒畅，精神愉快。

（3）情绪稳定，适应能力强。

（4）性格开朗，通情达理。

（5）人际关系适应强。

国外专家则针对老人心理健康订出10条参考标准：

（1）有充分的安全感。

（2）充分了解自己，并能对自己的能力作出恰当的估计。

（3）有切合实际的目标和理想。

（4）与现实环境保持接触。

（5）能保持个性的完整与和谐。

（6）具有从经验中学习的能力。

（7）能保持良好的人际关系。

（8）能适度表达与控制自己的情绪。

（9）在不违背集体意识的前提下有限度地发挥自己的才能与兴趣爱好。

（10）在不违反社会道德规范的情况下，能适当满足个人的基本需要。

综合国内外心理学专家对老人心理健康标准的研究，结合我国老人的实际情况，老人心理健康的标准可从以下几个方面进行界定。

（一）认知正常

认知正常是人正常生活最基本的心理条件，是心理健康的首要标准。老人认知正常体现在：

（1）感知觉正常，判断事物基本准确，不发生错觉。

（2）记忆清晰，不发生大的遗忘。

（3）思路清楚，不出现逻辑混乱。

（4）在平时生活中，有比较丰富的想象力，并善于用想象力为自己设计一个愉快的奋斗目标。

（5）具有一般的生活能力。

（二）情绪健康

心理健康的老人能经常保持愉快、乐观、开朗而又稳定的情绪，并能适度宣泄不愉快的情绪，通过正确评价自身及客观事物而较快稳定情绪。

（三）关系融洽

人际关系融洽与否，对人的心理健康影响较大。融洽、和谐的人际关系表现为：

（1）乐于与人交往，能与家人保持情感上的融洽并得到家人发自内心的理解和尊重，又有知己的朋友。

（2）在交往中保持独立而完整的人格，有自知之明，不卑不亢。

（3）能客观评价他人，取人之长补己之短，宽以待人，友好相处。

（4）既乐于帮助他人，也乐于接受他人的帮助。

（四）环境适应

老人能与外界环境保持接触，虽退休在家，却能不脱离社会，通过与他人的接触交流，通过电视、广播、网络等媒体了解社会变革信息，并能坚持学习，从而锻炼记忆和思维能力，丰富精神生活，正确认识社会现状，及时调整自己的行为，使心理行为能顺应社会改革的进步趋势，更好地适应环境，适应新的生活方式。

（五）行为正常

能坚持正常的生活、工作、学习、娱乐等活动，其一切行为符合自己年龄特

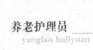
点及在各种场合的身份和角色。

（六）人格健全

（1）以积极进取的人生观为人格的核心，积极情绪多于消极情绪。

（2）能够正确评价自己和外界事物，能够听取别人意见，不固执己见，能够控制自己的行为，办事盲目性和冲动性较少。

（3）意志坚强，能经得起外界事物的强烈刺激：在悲痛时能找到发泄的方法，而不至于被悲痛所压倒；在欢乐时能有节制地欢欣鼓舞，而不是得意忘形和过分激动；遇到困难时，能沉着地运用自己的意志和经验去加以克服，而不是一味唉声叹气或怨天尤人。

（4）能力、兴趣、性格与气质等各心理特征和谐而统一。

第二节　老人心理健康护理

一、多注意观察老人的细微行为和语言

老人往往比较内敛，有心事或者有情绪，往往都会习惯性地压抑着，不容易被观察到，但是这并不是说就不能观察到。很多时候，通过老人细微动作的改变，如节奏、力度、伴随精神状态等，还有语言上的细节，如轻轻叹气、停顿、语气不同寻常的抑扬顿挫等，可以观察到他们内心的实际情绪。护理员在日常照料、陪伴的同时应注意观察，与老人及时地交流，委婉地沟通，了解老人内心比较隐蔽的不良情绪，科学地分析其根源，采用开心快乐的方式，让老人在不知不觉间化解自身的不良情绪。

二、多与老人沟通

沟通是心理护理的重要技巧。与老人沟通是指养老护理员与老人通过语言、姿势、表情等交换意见、感情与态度的过程，以使双方相互理解、相互支持。

孤独感是目前很多老人容易产生的、直接影响老人的心情。同时，老人回忆过去的很多带有感情色彩的事情，也会进一步影响老人的情绪，因此，护理员应注意与老人的沟通，尤其是对于独自居住的老人更应该多创造与老人沟通的机会。护理员不仅要照顾老人的日常生活，提供专业的家庭护理，还应起到老人和其子女之间的桥梁作用，把老人的情况定时反馈给子女，弥补子女繁忙的工作中无法照顾老人的无奈，使老人和子女都能生活得很安心，让老人感觉自己没有与社会和家人离得很远，仍生活在和他几十年一样的生活圈子和氛围里，从而避免产生一些不良情绪。

　　护理员与老人沟通时应注意以下内容：

　　（1）沟通的态度要真诚、友善，要有礼貌并以老人习惯或喜欢的方式进行，使老人感到真诚、被关注和尊重。

　　（2）倾听老人诉说专心、耐心，倾听时不要东张西望，心不在焉。

　　（3）与老人说话时语句要简短、扼要，言语要清晰，措辞要准确，语调要平和，声音不要太高。

　　（4）谈话时要面对老人，以便相互之间能看到对方的面部表情，以增强沟通的效果。

　　（5）向老人询问时，要把问题说得简单、清楚。

　　（6）与老人交谈中不断核实自己是否准确理解了老人要表达的意思，如果没听清楚老人的话，可请老人再说一遍。

　　（7）当老人心情不好、生病或感到害怕、恐惧时，应陪伴老人并适当地运用触摸方式安抚老人，如握着老人的手等，但不要抚摸老人的头，因为这样做可能触犯老人的尊严。

　　（8）及时用点头、微笑或语言向老人反馈自己的感受，同时也要学习适当地接受来自老人的触摸。

　　（9）不要在老人能看见的地方与其亲友或工作人员窃窃私语，以免使老人误解而引发矛盾。

　　（10）与老人谈话应以对成年人同样的平等方式进行，不可使用像对待孩子一样的语言与老人沟通，否则会使老人的自尊心受到伤害。

　　（11）如老人表达出的意见不正确，不可立即反驳、纠正或与老人争论，以免使老人困窘和不满。

　　（12）在沟通中若遇老人一时回想不起来的语句，可适当给老人以提示。

三、尊重与理解老人

即尊重与理解老人的生活方式和习惯，尊重老人的独立个性。老人的不良情绪有一部分来自别人的或者是家属的不理解和排斥。老人们都有几十年的生活经验，并形成了自己的个性、生活方式和习惯。护理员要提醒其子女，要尊重老人的选择，不必强求他们一定按照子女的生活方式和习惯去生活。有一些老人有不良的习惯或方式，也应该以能够让他接受的方式和方法，多和老人沟通，力求解决问题，而不是一味强求。

四、提倡老人进行适当的自我调节

老人是有自尊的，有的还极好面子，比较好强。从一定程度上讲，老人和孩子有相似之处。他们不愿意儿孙或者外人面前暴露自己不痛快、抵触、焦虑、烦躁等各种不良的情绪。因此，护理员在照顾老人的同时应满足老人自尊自主的需求。通过适当的方法，如在与老人的沟通中，不经意间多提出自我调节情绪、疏导情绪的方法，以及恶劣情绪对健康有不利影响等。

五、注意药物心理效应

用药过程既有生理效应又有心理反应，因此，护理员要了解、熟悉所用药的药理作用、副作用、最佳用药时间以及老人的服药心理，采取适当的用药方法，力争使药物的生理效应与心理效应达到最完美的结合。

六、熟练护理技术与技巧

护理员除应虚心接受医护人员的指导，学习有关护理技巧和技术外，还应主动阅读有关科普书籍，了解老人的感受，不断提高自身的护理水平，以增强老人的安全感。

七、鼓励老人参加文体、社会活动

根据老人的兴趣、爱好、能力及身体状况，积极创造条件，让他们参加多种文娱活动（如看电视、听音乐等）和体力锻炼，如有可能，还可参加力所能及的

续表

某些社团活动。这既有利于陶冶情操，增强自信心，又可减轻心理焦虑，紧张和孤独感，保持心情舒畅，还有利于防止因久病卧床引起的肌肉萎缩。

八、开展健康教育

尽可能向老人介绍阅读有关书籍或讲解有关疾病防治的知识，使他们通过所学知识及本身对疾病的感受，加深对疾病的认识，减少不必要的疑虑和茫然，能及时发现病情的变化和某些并发症的先兆，由被动治疗转向主动积极配合医生参与治疗。

本章习题：

1. 老人通常有哪些心理变化？

2. 老人心理健康的标准是什么？

3. 老人心理健康护理的方法有哪些？

4. 怎样与老人进行沟通？

第六章

老人疾病与临终护理

本章学习目标：

    1.了解老人疾病的特点及老人有哪些常见病，掌握早发现老人生病的方法。

    2.掌握老人各种常见疾病的护理方法。

第一节　老人疾病概述

一、老人患病的特点

老人患病的主要原因是器官、组织在形态及生理功能上发生衰老变化。另外，老年人在生活、心理上也存在很多不稳定因素。因此，老人患病在临床表现、诊断、治疗以及预防上与年轻人存在较大差别。其特点为：

（一）多病共存

老人患病常是多系统疾病同时存在的。一般来说，老人经过检查后，总会有两三种值得注意的疾病。

（二）发病缓慢

老年病多属慢性退行性疾病，有时生理变化与病理变化很难区分。一般早期变化缓慢，容易误认为是老年生理变化。如有些老人智力减退，动作不灵活，肢体发僵，以为是人体衰老的变化，但后来发现是早期震颤麻痹；有些老人甲状腺功能减退或亢进，初期症状也不明显，常常经过一段时间后才发现。因此，对老人要进行细微观察，对他们在感觉和行动上的可疑变化要提高警惕。当然，也要防止将正常的衰老变化误认为病态而给予不必要的处理。

（三）临床表现不典型

由于体质上的差异，老年病人临床表现与年轻人有很大不同。老人体温调节功能差，发热反应较一般人低，甚至有些严重的感染（如肺炎、肾盂肾炎等），通常一般人可出现高烧现象，而老人体温却不高。老人痛觉不敏感，一般人会发生剧痛的疾患（如急性心肌梗死、胸膜炎、内脏穿孔后的腹膜炎等），而老人反应却很小，可能只会有些不适感，因此，很容易误诊。特别是有些老人患病常先出现精神神经症状，如有的老人患心脏病时首发症状是昏厥，有些严重感染主要表现为嗜睡。老人患病的系统症状不明显，却可能表现其他系统症状，如充血性心衰时，可出现消化系统症状，表现为味觉异常、腹胀、腹痛等。

（四）发病诱因与年轻人有时不同

诱发老人患心肌梗死的原因不一定是运动过量，在情绪激动或饮食不当时也可诱发。另外，由于老人免疫功能减退，原来存活于人体的非致病病菌，也可使老人感染发病，而且这种感染常由多菌种引起。

（五）易发生并发症或脏器功能衰竭

老人脏器功能储备能力差，适应能力弱，机体稳定性差，在无意外打击时尚可保持正常和平衡，但在疾病应激状态下就容易发生功能不全或衰竭，其中以心、肾、肺、脑等最易受影响。由于老人免疫功能降低，在原有疾病的基础上很容易发生感染或其他并发症。如长久卧床的老人容易发生褥疮、肺炎、血栓栓塞性疾病、骨质疏松、大小便失禁等。因此，在老年病治疗中，要特别强调早期活动，尽量减少卧床时间。康复医疗在老年病的治疗上尤为重要，可维护和改善老人机体功能。

（六）药物治疗易出现副作用

老人对药物的代谢及排泄功能减弱，耐受力差，敏感性增加，容易出现不良反应，甚至危及生命。因此，老人用药剂量要适当减少，可用可不用的药物最好不用。有些药，如巴比妥类药物容易导致低体温，洋地黄类药物容易出现中毒反应，对肝肾功能影响的药物更要慎用。

二、常见的老年性疾病

癌症、高血压、冠心病、脑血管疾病及其后遗症、慢性支气管炎、糖尿病、痛风、震颤性麻痹、老年性白内障、耳聋、前列腺肥大、颈椎病等均是老人的常见病。

三、老人生病怎样才能早发现

老年以后，人的神经反应逐渐迟钝，患病后常常没有典型的症状和体征，有时即使病情加重，表现也不明显。因此老人出现一般的不适，也需要予以重视，如食欲不振、疲劳与虚弱、眩晕、晕厥、头痛、关节痛、发热等。若对这些轻微的不适，没有引起足够的重视，就会失去早期发现疾病的机会，错过治疗的最好时机。

第二节 老人常见疾病的护理

一、心绞痛患者的护理

心绞痛是冠状动脉供血不足，心肌急剧、暂时缺血与缺氧所引起的临床综合征。分为劳力性与静息性等多种。临床表现典型者为胸骨后或心前区压榨样疼痛，但多数仅有闷痛或不适感。

（一）症状典型心绞痛的特征

（1）部位。疼痛常见于胸骨中段或上段之后，其次为心前区，可放射至颈、咽部，左肩与左臂内侧，直至环指和小指。

（2）性质。突然发作的胸痛，常呈压榨、紧闷、窒息感，常迫使病人停止原有动作。

（3）持续时间。疼痛多持续在 1 ~ 5 秒内，很少超过 15 秒。

（4）诱因。疼痛多发生于体力劳动、情绪激动、饱餐、受寒等情况下。

（5）缓解方式。休息或含服硝酸甘油后几分钟内可缓解。

（二）老年性心绞痛的特殊信号

老年性心绞痛发作时，其表现形式各种各样，除典型的心前区疼痛外，尚有以下几种特殊表现形式：

1.头痛

头部一侧或双侧的跳痛，且伴有头晕感，往往在劳动时发生，休息几分钟即可缓解。

2.牙痛

牙龈的一侧或两侧疼痛以左侧为多，又查不出具体的病牙，且与酸、冷刺激无关，服止痛药也无效。

3.肩痛

有的心绞痛病人表现为左肩及左上臂内侧阵发性酸痛。

4.颈部痛

有的心绞痛病人表现为颈部的一侧或双侧跳痛或窜痛，多伴有精神紧张、心情烦躁。

5.咽喉痛

有的心绞痛病人表现为咽部或喉头部疼痛，可沿食管、气管向下放射，伴有窒息感，且咽喉无红肿，上消化道钡餐检查无异常。

6.腿痛

心绞痛的腿部放射痛并不少见，一般疼痛只放射到腿的前部，有时达到内侧的四个足趾，但不放射到腿的后部。

7.耳痛

少数心绞痛病人可表现为单侧耳痛，多伴有胸闷、心悸、血压增高。

8.面颊部痛

少数心绞痛病人表现为面颊部疼痛，且有心前区不适。

9.上腹部痛

有的心绞痛病人出现上腹部疼痛，并有恶心、呕吐及腹泻等症状。

（三）心绞痛发作时的护理要点

（1）迅速帮助病人平卧在床上安静休息。告诉病人保持安静，精神放松。

（2）不能随便搬动病人。

（3）立即给病人舌下含硝酸甘油 1 片或消心痛 10 毫克，数分钟内可缓解。

（4）注意观察病人的呼吸及脉搏。

（5）经以上处置后病人心前区痛时间超过 30 分钟，而且一直不缓解，则可能患有急性心肌梗死，应立即呼叫 120 急救中心请医生到现场抢救。

（6）如虽能缓解，但仍反复发作者，也应尽早前往医院诊治。

（四）日常预防疗养方法

（1）起床宜缓不宜急，应先慢慢起来，稍坐一会儿，再缓缓地下床，从容不迫地穿衣，使身体的功能逐步适应日常活动。如操之过急，可引起心率和血压较大的波动。

（2）洗漱宜用温水，尤其是冬季。寒冷刺激是心绞痛发作的常见诱因，骤然的冷水刺激可致血管收缩而使血压升高。

（3）排便时切忌急于排空而用力屏气，用力过猛可使血压骤升而诱发意外。

病人应学会排便时自我放松，轻轻用力。便后不要骤然站起。

（4）遵守每天的作息制度。一天的睡眠不应少于 7 ～ 8 个小时，在晚上 8:15—8:30 就准备入睡。坚持午休有助于保持血压稳定，对心脏功能较差者尤为必要，老人每天午饭后应有 1.5 ～ 2 个小时的午睡，或者小憩一会儿。

（5）心理紧张时不要在房内踱来踱去，最好是躺一会儿或把双腿微抬，静坐 15 ～ 20 分钟。

（6）血压正常或偏高的老人（尤其是夜间睡眠少的人），在睡眠时可把腿部垫高 7 ～ 10 厘米，这有助于迅速入睡和睡得香甜。开始，可能会出现血液流向头部的感觉，为减轻这种感觉可以使用较高的枕头。重要的是，要使双腿和下肢稍高于心脏的水平线。不过，血压低于 100/60 毫米汞柱的人不要这样做。

（7）适当锻炼可改善病情，但锻炼的项目宜柔和，如太极拳、保健操、散步、慢跑等，时间不宜长（不应超过半小时）。运动强度以每分钟心率不超过 120 ～ 130 次为宜，若运动时出现心慌、胸闷或头晕时，应立即中止。

（8）注意饮食。

✓早晨空腹时，一定要喝些稀的东西，如茶、果汁等。

✓少吃高脂肪、高胆固醇、高热量食物，限制总热量，减少脂肪、胆固醇摄入。

✓饭菜做得可口、软烂一些，以便消化吸收。

✓少吃或不吃油炸、生冷食品，戒烟酒。

（9）应该始终坐着吃饭，并且应休息一段时间。睡后不要马上投入紧张的活动。

（10）尽量不乘拥挤的公共汽车，过度拥挤和嘈杂可致血压升高、心率加快。如距离不远，最好步行。出门的时间要宽裕一些，不要赶急路。

二、糖尿病患者的护理

（一）观察老人是否有糖尿病

糖尿病有以下症状：

1.三多一少

"三多"即尿得多，吃得多，喝得多。"吃喝拉撒"都比正常人或比患病前要多，同时伴有体重和体力下降，即"一少"。多数糖尿病患者不见得消瘦，就是体重比他们自己最重的时候下降了一点。如果发现老人吃饭、喝水都比原来多，但体力并不好，可考虑是否已经患上了糖尿病。

2．其他

（1）口腔。口干、口渴、饮水多，口腔黏膜出现淤点、淤斑、水肿，牙龈肿痛、牙齿扣痛或口腔内有灼热感。

（2）体重。体重缓慢减轻，且无明显的诱因。

（3）体力。疲乏、常有饥饿感、出汗、乏力、心悸、颤抖、低血糖等。

（4）尿液。男性尿频、尿液多。

（5）眼睑。眼睑下长有黄色扁平新生物（黄斑瘤）。

（6）皮肤。下肢、足部溃疡经久不愈，或有反复的皮肤、外阴感染，皮肤擦伤或抓破后不易愈合，或有反复发作的龟头炎、外阴炎、阴道炎等。

（7）血管。动脉硬化、高血压、冠心病等。

（二）糖尿病患者的一般护理

（1）饮食控制参照饮食护理。

（2）定时、定量服药。

如需用胰岛素，养老护理员应学会胰岛素注射方法，一般在饭前半小时注射胰岛素，剂量要准确。要经常更换注射部位，以防发生组织硬结。注射部位要严格消毒，以防感染。

无论是用口服药还是注射药，在用药过程中都要防止用量不够或用药过量：药量不足，轻者对纠正血糖过高不力，会促进糖代谢紊乱，加速并发症的发展，重者可引起酮症、酸中毒、昏迷；用药过量，可引起低血糖反应，对老人，尤其是对合并心血管病的病人有危险。

（3）定期检查、复诊。

（4）保持理想体重。体重应不超过理想体重的10%，如超过20%为肥胖，少于20%为过瘦。理想体重为：

男性（千克）＝身高（厘米）－100

女性（千克）＝身高（厘米）－105

（5）按时测血糖、尿糖，并加以记录。

（6）建立自测日记。记录每天的饮食量、运动量，胰岛素（或其他药）用量，血糖、尿糖的结果，体重等，以便复查时供医生调整药物剂量时参考。

（7）病人外出时要随身携带所需的药品和适量的糖块或饼干等，以防发生低

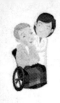
血糖意外。如发生低血糖时，应立即给病人吃一些饼干或糖块，并让病人平卧休息。

（三）心理护理

心理护理是家庭护理的重要内容，养老护理员要帮助家属学习和了解心理学知识，帮助病人克服心理上不平衡的因素，使病人保持良好的心理状态，共同树立战胜疾病的信心，克服悲观情绪。帮助病人了解糖尿病是一种常见的终身疾病，要有长期战胜疾病的思想；帮助家属对病人的思想情绪及时开导，消除不良因素。

（四）饮食护理

饮食是糖尿病病人重要的治疗措施，应十分注意。

（1）要遵照医嘱，合理安排每日总热量，蛋白质、脂肪及碳水化合物的适当比例，制定较理想的食谱。

（2）在饮食中严格限制胆固醇的摄入量和动物脂肪。动物内脏含胆固醇较高，应少吃或不吃，鸡蛋每日最多不超过两个。

（3）食物宜粗不宜精。在主食定量范围内尽可能多吃些粗杂粮及豆类，蔬菜以绿叶菜为好，如油菜、小白菜、韭菜、菠菜、芹菜等。

（4）进餐的时间、数量应保持一定的稳定性，尽量不吃零食，戒烟，忌酒。

（5）严格限制蔗糖及甜食。糖尿病患者不要吃食糖、糖果、蜂蜜、其他甜食以及含糖饮料。这些高糖食物易被机体吸收而促使血糖升高，增加胰腺负担，从而加重病情。

（6）基本掌握常用食物所含的主要营养成分，尤其是含糖量，了解哪些食物可以多吃，哪些食物应少吃，哪些食物应禁食，做到心中有数。

糖尿病病人的饮食禁忌如下：

忌食：白糖、红糖、葡萄糖及糖制甜食，如果糖、糕点、果酱、蜂蜜、蜜饯、冰激凌等。

少食：山药、芋头、洋葱、胡萝卜、猪油、羊油、奶油、黄油、花生、核桃、葵花子、蛋黄、动物肝肾、动物脑等。

宜食：玉米面、大豆、豆制品等。

相关知识：

食物血糖指数

食物血糖指数（glycemic index，GI）指的是人体食用一定量食物后会引起多大的血糖反应。

吃什么按"指数"定，为糖尿病、肥胖症提供更多的可选择的健康食品。中外营养学专家通过广泛的人群测试和分析研究，目前已制作出200多种日常食物的GI对比数据。他们认为，GI值低于55的为适合糖尿病病人和控制血糖者的健康饮食，GI值超过70的食物不仅不适于糖尿病病人和糖耐量异常者食用，也不适于希望享受健康饮食的人。引入GI概念以后，可使糖尿病病人对食物的选择面更宽，能够更大胆地选用水果、豆类食品和富含膳食纤维的食物，既可满足口腹之欲，又有利于控制血糖。下表所列为部分食物的GI值。

部分食物的GI值

%

食物	GI值	食物	GI值	食物	GI值
大米饭	88	糯米饭	87	一般小麦面条	81.6
荞麦面条	59.3	通心面	45	白小麦面面包	100
牛肉面	88.6	黑麦粒	50	全麦粉面包	69
大麦粒（煮）	25	甜玉米（煮）	55	混合谷物面包	45
燕麦	55	油条	74.9	二合面窝头	64.9
烙饼	79.6	黑米	42.3	白小麦面馒头	88.1
小麦饼干	70	米饼	82	扁豆	18.5
大豆	18	五香蚕豆	16.9	藕粉	32.6
冻豆腐	22.3	魔芋	17	绿豆	27.2
四季豆	27	青刀豆	39	土豆粉条	13.6

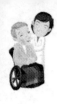

续表

食物	GI值	食物	GI值	食物	GI值
煮土豆	65	土豆泥	70	油炸土豆片	60.3
牛奶	27	酸乳酪	36	可乐	40.3
苹果汁	41	橘子汁	57	西瓜	72
猕猴桃	52	芒果	55	柚子	25
樱桃	22	李子	42	葡萄	43
鲜桃	28	苹果	36	巧克力	49
花生	14	菠萝	66		

以上数值系将葡萄糖或白面包的GI值算成100%，55%～70%即为中GI食物，<55%算为低GI食物。GI值越低对餐后血糖的影响越小。

（五）糖尿病并发症的预防及护理

1.预防足部病变

糖尿病病人容易出现足部病变，严重影响病人的生活质量。但是，糖尿病足部病变是可以预防的，除了严格控制血糖外，最重要的是养成良好的足部护理习惯。

（1）每天用温水和肥皂清洁双脚，然后用柔软的干毛巾擦拭干净，特别注意脚趾间一定要擦干。洗脚前先用手试水温，以免烫伤。不要将双脚长时间浸泡在水中，如果皮肤干燥，应涂上润肤液。

（2）修剪脚趾甲时应用指甲刀横向直剪，切勿将脚趾甲剪得太短，也不要深入剪至弯角位置，以免损伤皮肤。

（3）选择天然材质柔软的袜子，如棉质或羊毛袜，避免穿过紧的尼龙丝袜。

（4）选择合适的鞋子。购鞋时应注重舒适程度，选择脚跟稳固、鞋头宽阔的款式，避免穿着人造革材质、鞋头过尖或过紧的鞋；应选择真皮或棉质透气性好的鞋。

（5）不要长时间穿新鞋，尽量勤换鞋款，避免脚部同一位置长期承受压力，预防起泡或淤伤。

（6）不要用加热垫或电热产品温暖双脚，以免因感觉迟钝而烫伤。

（7）不要赤脚走路，在室内或地毯上走路也应该穿拖鞋。

2.预防低血糖

低血糖症是由于各种原因使血糖浓度低于2.8毫摩尔/升时的一种临床现象。轻者表现为出虚汗、心慌、头晕、有饥饿感、精力不集中、眼冒金花、双手颤抖、下肢无力等，严重时会出现抽搐甚至意识丧失、昏迷。

（1）出现低血糖的主要原因

✓胰岛素或口服降糖药使用不当。

✓注射胰岛素后没按时进餐。

✓主食摄入太少。

✓体力活动过量。

✓情绪不稳定。

✓极度兴奋或过度悲伤。

（2）预防低血糖发生

✓用胰岛素治疗的病人一定要定时、定量进餐，要注意注射胰岛素的时间与进餐的关系。

✓后半夜或早晨易发生低血糖的病人应在晚间睡觉前加餐主食25～50克。

✓当体力活动增加时要减少胰岛素的用量或加餐。

✓外出时一定要带点糖果、饼干和含糖饮料等，以备急用。

当出现饥饿难耐、出虚汗、手哆嗦等低血糖症状时，应立即进食，甚至口服糖水缓解。

3.预防各种继发感染

在日常生活中，糖尿病病人很容易发生感染，所以，在对原发病积极有效地进行康复治疗的基础上，还必须努力做到以下几点：

（1）保持皮肤的清洁，定期洗澡，防止皮肤感染。

（2）注意手足保护，有了外伤及时处理。

（3）注意会阴部卫生，防止泌尿系感染。

（4）有胆石症者，应及时处理，防治胆道感染。

（5）定期检查肺部，防止肺结核的发生。

（6）注意饮食卫生，不吃不洁和腐败变质食物，预防肠道感染。

4.预防酮症酸中毒

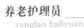
酮症酸中毒主要表现为：

（1）口渴、多饮、多尿等糖尿病症状较前加重。

（2）有明显的消化道症状，如食欲不振、恶心、呕吐等。

（3）严重脱水者可出现皮肤干燥、眼球下陷、尿量减少、心动过速、血压下降、四肢湿冷、心竭休克等。

（4）伴有酸中毒者可出现头昏、头痛、呼气带有烂苹果味、嗜睡、烦躁，严重者神志不清甚至昏迷。

部分病人（尤其是儿童）可表现为剧烈腹痛、腹肌紧张，极似阑尾炎等外科急腹症，甚至会被误诊。

当糖尿病病人出现上述报警信号时，要尽快去医院检测血糖、尿糖、尿酮体、血酮体、二氧化碳结合力以及血清中的各种电解质，以便及时确诊，妥善治疗。

（六）运动护理

根据老年糖尿病患者的具体情况，帮助他们选择运动形式，规定运动的时间和强度。运动前指导病人做有关项目检查，如心血管功能检查、眼底检查等，并注意观察运动的治疗效果。

1.运动时间

一般在饭后1～1.5小时进行为宜，饭前和使用胰岛素后不宜马上运动。

2.活动项目及活动量

活动应因人而异，量力而行，一般可选择散步、太极拳，不应进行激烈运动和重体力劳动。

 特别提示

如果是卧病在床的老人，可帮助他做些被动运动，如按摩、活动关节等，或指导老人自己做些肢体活动。

三、震颤性麻痹患者的护理

震颤性麻痹又叫帕金森病，由于中枢神经系统出现变性所致。患病者全身肌肉强直、面容刻板，走路前冲后晃，出现震颤样步态，是老人常见的一种疾病。

（一）基本护理

（1）居室桌椅、床铺的高低要适合老年病人的身材，以方便病人起坐及上下床。

（2）协助重症病人搞好个人卫生，如洗脸、梳头，保持口腔清洁、皮肤清洁。

（3）在条件许可的情况下给病人每天一次湿水浴，可促使其肌肉放松，暂时缓解病情。

（4）对严重震颤、肌肉强直、步态不稳者，行走时要有人搀扶。

（5）应定时帮助长期卧床老人翻身，避免褥疮的发生。同时，做好安全护理，勿使老年病人烫伤、跌伤等。

（6）老年病人因病情缘故（肌肉强直）会发生吞咽困难，所以服药前应将药片研成粉末加水调成糊状后服用，防止误入气管造成呛咳甚至窒息的危险。

（7）服药治疗期间应注意观察老年病人有无恶心、呕吐、失眠、头晕等不良反应，如有不良反应要及时去医院诊治。

（二）心理护理

此病治疗效果缓慢，而老年病人因长期说话不清、行动不便，故难免情绪低落、精神紧张，又会促使震颤症状加重。因此，养老护理员应尽量陪伴、体贴安慰老人，帮助老年病人在良好的心理状态下做一些适当的活动。

（三）饮食护理

老年病人选择易消化吸收、富含营养的流质和半流质饮食，如牛奶、水蒸蛋等，多吃新鲜蔬菜、水果，以保持老年病人大便通畅。

（四）运动护理

对病情轻者，应鼓励其参加文体活动；对病情重者可劝其多下床，并帮助其做肢体的被动运动及关节按摩。

四、老年痴呆症患者的护理

老年痴呆症又称阿尔茨海默病，是指在没有意识障碍的状态下，记忆、思维、分析判断、空间判断、视空间辨认、情绪等方面的障碍。

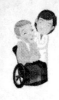

（一）老年痴呆的主要表现

（1）忘记刚刚发生的事情或说过的话。

（2）叫不出熟悉人的名字和物品名称。

（3）计算能力下降。

（4）反复重复同一件事，比如来回走动等。

（5）言语少或者自言自语。

（6）容易迷路，在熟悉环境中可能迷路。

（7）理解能力下降，像小孩子一样幼稚。

（8）生活自理能力下降，不能从事简单的日常活动。

（9）淡漠、懒惰，个人兴趣丧失。

（10）常焦躁不安，情绪反复无常，如大声叫喊等。

（二）基本护理

（1）给予老年病人宽敞、清洁的环境，要把凌乱的东西放置好，把危险物品藏起来，还可以做一些标志性的提示物，如在洗手间门口做标志，关好电炉子、煤气开关，还可以把一些重要的事情写在提示板上，挂在显著位置。

（2）不要让老年病人单独外出，以免走失。可以带老年病人出去散步，可以在老年病人的身上带一个地址牌或联系电话。

（3）强化老年病人的记忆力。如果老年病人不知道自己的家、厕所，要反复带其辨认，并说明各处的特点。

（4）中度老年痴呆病人可能还会出现不知道怎么穿衣服、随地大小便等问题，应该帮助老年病人选择方便解开的衣物，或者定时带着老年病人去厕所。

（5）建立每日活动时间表，提醒老年病人应做的工作。

（三）安全防护

在老人死亡原因中，60岁以上老人有10%、80岁以上有20%～30%因患老年痴呆症。老年痴呆症死亡原因主要由于多种并发症，多数并发症主要是家庭护理照料不周造成的。所以，必须重视对老年痴呆病人的家庭护理。

1.预防自我伤害

近年，痴呆老人的自伤、自杀事件屡见不鲜，究其原因，不外两类。一类是心理脆弱，丧失自理能力的老人不愿给家人增加负担，准备一死了之；另一类是病态表现，由于脑组织蜕变萎缩，病人在抑郁、幻觉或妄想的支配下，发生的自我伤害。不论哪一种，都需要家人在做好耐心的心理工作的同时，全面照顾老人，严密观察，随时发现可疑动向，及时排除老年病人自伤、自杀的危险因素，如保管好利器、剧毒药物，关好电源开关等。

2.预防跌伤骨折

老年痴呆多伴有椎体外系统病变，表现为舞蹈症、扭转痉挛、震颤麻痹以及各种各样的共济失调，病人站立、行走都会发生困难，虽然愿亲自行动去完成一些力不从心的工作，但结果是每每跌伤。老人骨质脱钙，缺少胶质，骨质疏松，极易骨折，最多见的为股骨、颈骨骨折，也有跌伤头部，引起颅内出血血肿的病例，死亡率相当高。家庭中地板、浴池、厕所地面要防滑，最好铺地毯，并规劝老人不要做难以承担的体力活，上下楼梯一定要有人陪伴和扶助，北方冰雪季节老人要减少外出，预防跌伤。

3.预防意外事故

有些痴呆老人合并有糖尿病，有多吃多喝症状，常趁家人不在，自己烧菜做汤，结果造成烧伤、烫伤，严重的还会引起煤气爆炸、中毒或火灾。因为他们毕竟失去了正常生活能力，一旦发生紧急情况，反应迟钝、笨拙，不能做应急处理，结果导致严重后果。对于这类病人，应严密看护，不能让其过多地单独行动，一些有危险的器具，可锁入病人不能进入的房内，不让其单独接触。

4.预防药物中毒

老年痴呆病人多合并有其他疾病，用药比较多样，如果使用不当极易引起中毒，尤其是一些治疗心脏病的药物，过量服用会导致猝死，有生命危险。所以不要让痴呆病人自己用药，家中应有专人掌握病人的用药，以防其中毒。

5.预防病人走失

走失的人多半因为痴呆而走失，因为他们失去了认家记路的能力，又难以说明自己的身份住址，很容易发生意外。所以，对痴呆病人要严加看管，限制其独自外出活动；病人家庭则要避免过多迁居。病人衣兜内应放置卡片，写清病人姓名、疾病、家庭住址、电话号码等，以便病人一旦迷路，能够被人发现并送回。

6.预防恶习非命

老人一旦患上痴呆症，多数变得邋遢、不讲卫生，这可能引起严重感染；有的会嗜烟、酗酒，失去控制，这会加重脑损害；有的饮食无度、暴饮暴食，这可能导致胃扩张、胃肠功能紊乱，甚至猝死。对痴呆病人的恶习，不可一味迁就，更不能无原则纵容，要设法使其戒除。

（四）饮食护理

老年痴呆症病人往往因缺乏食欲，少食甚至拒食，直接影响营养的摄入，抵抗力降低，易产生各种并发症，影响和加重病情。服抗精神病药物的病人由于某些药物反应则可引起吞咽困难或噎食而发生意外。

有的病人表现为食欲亢进、暴饮暴食，影响消化、吸收或出现噎食或呕吐、腹泻等。处在精神极度兴奋状态的病人，体力消耗较大，如无足够的营养保证，容易导致内脏功能衰竭。还有的老人乱抓食品或吃生冷不洁食品等，易引起肠道传染病。因此，对病人认真做好饮食护理直接关系到其身体的康复。

（1）对病情较轻、生活能自理的病人，要选择营养丰富、易于消化、清淡宜口的食品。

（2）按时照顾好病人进食，保证病人吃饱吃好。

（3）吃饭时帮助病人去除鱼刺肉骨，饭菜温度要适宜，防止过冷引起胃肠不适，或过热引起烫伤。

（4）应选用不易破裂的塑料、不锈钢等材料的餐具，以免发生意外。

（5）对生活自理差、病情较重的老人，应协助进食，必要时给以喂食，对吞咽困难者应让其缓慢进食，不可催促，以防其噎食及呛咳。

（6）对不知饥饱、抢食、暴饮暴食者要适当限制食量，并根据病情适当进行饮食卫生教育。

相关知识：

几种预防老年痴呆症的运动

有几种简单有效的运动，可预防老年痴呆症。

1.每天清晨及傍晚在空气清新的地方快步走一小时。快步走可以运动腰下部的紧张肌，提高摄氧量，有助于刺激脑细胞，防止脑细胞退化，对老年痴呆症的预防有较理想的效果。

2.经常做手指动作的头脑体操。经常做手部十指指尖的细致活动，如雕刻、制图、剪纸、打字以及用手指弹奏乐器等，能使大脑血液流动面扩大，促进血液循环，有效地按摩大脑，能帮助大脑活泼化，预防痴呆症。

3.经常用手指旋转钢球或核桃，或用双手做伸展握拳运动。可刺激大脑皮质神经，促进血液良好循环，增进脑力灵活性，延缓脑神经细胞老化，预防痴呆症。

4.头颈左右旋转运动。这种运动不但可使上脊椎的转动变得灵活，预防老人罹患椎骨脑底动脉循环不全的病症，还可延缓脑动脉硬化，预防老年痴呆症。其方法是先将头颈由左向右缓慢地旋转一百圈，再将头颈由右向左旋转一百圈，随时随处可做，方法简易，效果显著。

5.手指操简单、方便、易行，尤其对老人较为适合。从中医观点来看，手上集中了许多与健康有密切关系的穴位，联系着全身的内脏，适当刺激这些经络穴位，有助于保持健康，某些症状也可以得到改善。经常以手指为中心进行各种活动，可以使大脑皮层得到刺激，保持神经系统的青春活力，对老年痴呆可起到预防作用。

手指操练习方法如下：

第一组：（1）吐气握拳，用力吸足气并放开手指。可以使头脑轻松。（2）用一手的食指和拇指揉捏另一手指，从大拇指开始，每指做10秒，可使心情愉快。（3）吸足气用力握拳，用力吐气同时急速依次伸开小指、无名指、中指、食指。左右手各做若干次。注意：握拳时将拇指握在掌心。（4）刺激各指端穴位，用食指、中指、无名指、小指依次按压拇指。（5）刺激各经络。用拇指按压各指指根。（6）双手手腕伸直，使五指靠拢，然后张开，反复做若干次。

第二组：（1）抬肘与胸平，两手手指相对，互相按压，用力深吸气，特别是拇指和小指要用力。边吐气，边用力按。对于呼吸系统疾病、腰痛也有效。（2）将腕抬到与胸同高的位置上，双手对应的手指互勾，用力向两侧拉。对高血压也有效。（3）用右手的拇指与左手的食指、右手的食指与左手的拇指交替相触，使两手手指在交替相触中得到运动。动作熟练后加快速度。再以右手拇指与左手中指，左手拇指与右手中指交替作相触的动作，依此类推直做到小指。可以锻炼运动神

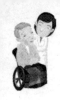

经，防止头脑老化。（4）双手手指交叉相握（手指伸入手心），手腕用力向下拉。（5）两手手指交叉相握，手指伸向手指，以腕为轴来回自由转动。（6）肘抬至与胸同高的位置上，使各指依次序弯曲，并用力按压劳宫穴，可强健肠胃。

第三组：多点刺激法。可用小铁球或核桃作为工具，具体做法如下：（1）将小球握在手中，用力握的同时呼气，然后深吸气并将手张开。（2）将两个小球握在手里，使其左右交换位置转动。很多老人都有这样的经验，当有烦恼和不满情绪时，用此法可得到缓解。（3）两手心用力夹球相对按压，先用右手向左手压，然后翻腕使左手在上，边压边翻转手腕。（4）用食指和拇指夹球，依次左右交换进行。（5）将球置于手指之间，使其来回转动。

五、高血压患者的护理

高血压一般是指体循环动脉血压增高，成人收缩压等于或高于21.3千帕（160毫米汞柱）或舒张压等于或高于12.6千帕（95毫米汞柱）为高血压。是一种中老年人常见的疾病。

（一）高血压的症状

高血压早期多无明显症状，常见的有头痛、头晕、耳鸣、眼花、失眠、乏力等，严重时会出现烦躁、心悸、呼吸困难、视物模糊等。因此，出现上述症状时，应及时去医院就诊，如确诊为高血压病就要进行药物治疗，平时要做好护理工作。

高血压病人常有情绪不稳定、心情烦躁、易怒、记忆力减退等症状。少数病人甚至会出现兴奋、躁动、忧郁、被害妄想等精神症状。

（二）心理护理

（1）除了积极帮助高血压患者就医诊治外，还要体贴照顾，减少其精神和工作上的压力，保持心理平衡（长期紧张的工作和压抑的心情往往是高血压的致病因素）。

（2）注意保持室内的安静及清洁，减少影响病人情绪激动的因素，并保证充足的休息和睡眠。

（3）可通过解释、劝说、鼓励等消除病人的紧张和压抑心情。

（三）生活起居护理

料理好高血压病人的生活起居十分重要，血压较高、症状较多或有并发症的病人需要卧床休息，但血压保持一般水平、重要脏器功能尚好的病人应适当活动，可鼓励他们参加力所能及的体力活动，如散步、打太极拳、养花、参加有趣的活动、做适当的家务劳动等，同时保证充足的睡眠。

告诉老人不要久站不动、做突然下蹲或头部朝下的动作，改变姿势时动作要缓慢，淋浴时水温不宜过高。

（四）饮食护理

（1）对高血压病人，要坚持低钠饮食，一般食盐摄入量为每天5～6克。

（2）对肥胖者应限制食物的总热量和脂肪饮食，每日摄入脂肪不超过30～40克，并适当增加活动，以减轻体重，减少心脏负荷。

（3）避免刺激性食物，忌烟酒、辛辣、肥腻及过甜食物。

（4）避免大量饮水。

（5）宜少食多餐，不要过饱。

（6）增加蔬菜、水果、高纤维素食物的摄入。

（五）用药护理

监督病人遵医嘱服药，不可根据自己的感觉来增减药物；服药要准时，不可忘记服药或以下次服药时补上次的剂量，更不能自行突然撤换药物。

（六）发病时的处理

高血压病人在某些情况下，如精神创伤、过度疲劳、过度兴奋、寒冷刺激等很易引起复发，表现症状为头痛、烦躁、心悸、出汗、恶心呕吐、面色苍白或潮红、视物模糊、抽搐昏迷，这时千万不要惊慌失措，要让病人立即卧床休息、平卧、抬高头部45°，并给予降压药物如利血平［复方降压片或硝苯地平（心痛定）］10～20毫克，待病情稳定后，送医院治疗。

如病人意识不清或昏迷，应把病人头部偏向一侧，取出口内假牙，及时清除呕吐物，保持呼吸道通畅，并立即送医院治疗。

在搬动病人时动作要轻，尤其不要随意搬动头部，以免加重病情。

（七）高血压并发症的预防

高血压的并发症主要是脑血管疾病、高血压性心脏病、冠心病、尿毒症等。因此在平时要注意观察预防：

（1）注意头痛性质、精神状态、视力、语言能力等脑血管疾病的表现。

（2）观察有无呼吸困难、咳嗽、咳泡沫痰、突然胸骨疼痛等心脏损害表现。

（3）观察尿量变化、昼夜尿量比例、水肿，并参考血肌酐等肾功能检查，以便及早发现肾功能不全等。

（4）要定期门诊复查。

六、慢性支气管炎患者的护理

慢性支气管炎是指长期反复发作性咳嗽、咳痰，或伴有喘息为临床表现的呼吸系统常见病。该病病情若缓慢进展，常并发阻塞性肺气肿，甚至肺动脉高压、肺源性心脏病等。

（一）一般护理

1.环境方面

（1）保持室内空气新鲜，定时开窗通风，一般室内温度在 18 ~ 22℃ 之间，相对湿度为 60% 左右。

（2）避免煤烟、粉尘的刺激，防止感冒，以预防慢性支气管炎发作。

2.饮食方面

（1）饮食上给予高蛋白、高热量、高维生素、易消化的食物，禁食生冷、肥腻、辛辣食品。若食欲欠佳，可给予半流或流质饮食，注意食物的色香味。

（2）可选用一些止咳生津化痰的食物，如百合、杏仁、梨、芦柑、心里美萝卜等。

（3）鼓励病人多喝水，每日至少喝 3000 毫升水。

（二）心理护理

由于病人经历长期、反复发作的病痛的折磨，严重影响病人的日常工作和生活，久而久之导致病人情绪低落和焦虑，也会使家属厌倦，容易使病人对疾病治疗失去信心甚至不配合治疗。为此，要及时向病人和家属做好解释工作，增加病人对疾病的了解，激励病人的生存欲望，缓解病人的不安情绪，树立战胜疾病的信心，从而积极配合治疗，争取早日康复。

（三）呼吸运动锻炼指导

坚持呼吸锻炼可延缓疾病的发展，改善呼吸功能，有助于气体交换，促进二氧化碳的排出。

1.锻炼方法

采取坐位或仰卧位，两手分别放在前胸和上腹部，用鼻缓慢吸气，因膈肌松弛，腹部的手有向上抬起的感觉，胸部的手原位不动；呼气时，腹肌收缩，腹部的手有下降的感觉。

2.次数与时间

每日3次，每次做5～15分钟。

3.锻炼要求

要求呼吸深长而缓慢，尽量用鼻呼吸。

（四）病情观察与护理

认真观察病人咳嗽、咳痰情况，痰量及外观，观察病人的精神状况，皮肤黏膜、唇、甲有无紫绀等症状。

1.咳嗽

仔细辨听咳嗽的声音，观察咳嗽出现的时间和节律。咳嗽剧烈时应让病人取半卧位。

2.咳痰

（1）观察痰液的性质、颜色、气味和量等，并正确留取痰标本，以便送化验室检测。

（2）鼓励病人有效地咳嗽、咳痰，有痰不易排出时，有条件的可使用超声雾化吸入，无条件的，可根据医嘱服用化痰药物，以稀释痰液，便于咳出。

（3）咳痰多的人应取侧半卧位或经常变换体位，使痰易于咳出。

3.喘

病人若喘憋加重，呼吸费力，不能平卧，应采取半卧位并给予吸氧，正确调节吸氧流量。

相关知识：

叩背排痰法

1.病人可取侧卧位或坐位，叩背前要让病人身体的支撑点安全妥当。

2.护理者手指并拢微弯曲，手背隆起呈环杯状叩击病人的背部。

3.叩击时，从后背下部一侧向上叩击至肩下，每次叩击的部位要与上一次的部位重叠1/3，不可遗漏。叩击完一侧后再叩击另一侧，每侧至少叩击3遍。

4.叩击的力度要适宜，过轻不能使痰液顺利排出，过重则会发生损伤。

5.叩背位置要准确，不能叩在肾区和脊柱上。

6.如痰液黏稠不易咳出，可吸入蒸汽稀释痰液，以利于咳痰。

（五）耐寒锻炼

帮助病人加强身体的耐寒锻炼，气候变化时注意衣服的增减，避免受凉。耐寒锻炼需从夏季开始，先用手按摩面部，然后用冷水浸毛巾拧干后擦头面部，渐及四肢。体质好、耐受力强者，可全身大面积冷水摩擦，持续到9月，以后继续用冷水摩擦面颈部，最低限度冬季也要用冷水洗鼻部，以提高耐寒能力，预防和减少疾病的发作。

相关知识：

支气管炎的食疗与保健饮品

1.萝卜杏仁煮牛肺。萝卜500克，苦杏仁15克，牛肺（或猪肺）250克，姜汁、料酒各适量。萝卜切块，苦杏仁去皮、尖。牛肺用开水烫过，再以姜汁、料酒旺火炒透。沙锅内加水适量，放入牛肺、萝卜、苦杏仁，煮熟即成。吃牛肺，饮汤。每周2～3次。功效：补肺、清肺、降气、除痰。适于肺虚体弱，慢性支气管炎等症。尤宜冬、春季节选用。

2.杏仁核桃。南杏仁15克，核桃肉30克，姜9～12克，冰糖适量。先将上三味捣烂，再加入冰糖，放入锅内炖熟。每日1次，连服15～20日。功效：散寒化瘀，补肾纳气。适于慢性支气管炎属寒证型。

3.润肺银耳汤。水发银耳400克，荸荠100克，杏仁10克，桂圆肉30克，姜、葱、精盐、白糖、植物油、玫瑰露酒、味精各适量。先将荸荠削皮，洗净，切碎放入砂锅中，加水煮2小时取汁，备用；杏仁去皮，入开水锅煮10分钟，再用清水漂去苦味，放碗中加清水100毫升；桂圆肉洗净，与杏仁一起入笼蒸50分钟取出，备用。将银耳入沸水煮片刻捞出。炒锅置中火上，加植物油，放葱、姜、精盐和水，把银耳放入煮3分钟捞出，放在蒸锅内，加荸荠汁、精盐、玫瑰露酒、白糖入笼蒸50分钟，再放入杏仁、桂圆肉蒸15分钟，加味精即成。佐餐食。功效：滋阴润肺，养血润肠。适于老年支气管炎，咳嗽，痰中带血，大便秘结等症。

4.蜜枣甘草汤。蜜枣8枚，生甘草6克。将蜜枣、生甘草加清水2碗，煎至1碗，去渣即成。饮服，每日2次。功效：补中益气，润肺止咳。适于慢性支气管炎咳嗽，咽干喉痛，肺结核咳嗽等症。

5.豆腐500克，饴糖60克，生萝卜汁1酒杯，混合煮沸，每剂分2次服用。功效：清凉滋养，健脾消食，化痰定喘，用于治疗支气管炎。

6.韭菜根3小把洗净，红枣50克，水煎服。功效：补肝肾，健脾和胃。用于治疗支气管炎。

7.葱须7个，梨1个，白糖15克，水煎吃梨喝汤。功效：清热燥湿，润肺止咳化痰。用于治疗支气管炎。

8.白萝卜片、干姜片、梨片各适量，水煎随意服。功效：健脾消食，温中散寒，润肺定喘，止咳化痰，用于治疗支气管炎。

9.大蒜20头，瘦猪肉100克，盐、酱油各适量。将蒜去皮洗净，猪肉切片，猪肉于旺火锅里热油煸炒，下蒜瓣再炒片刻，放入调料稍炒即成，常佐餐用。功效：止咳化痰。用于治疗支气管炎咳嗽。

10.橘饼30克，大蒜1.5克切碎，水煎内服。功效：健脾化痰，温肺散寒，止咳消痰。用于治疗支气管炎。

11.绿茶（如龙井茶等）15克，鸡蛋2个。将蛋壳刷洗干净，与茶叶一起入沙锅内，和水2碗煎煮，蛋熟去皮再煮，水煮干时吃蛋。功效：止咳平喘。用于治疗支气管炎咳嗽。

12.茶叶、干橘皮各2克，红糖30克，开水泡6分钟，午饭后服1次。功效：镇咳化痰，健脾开胃。用于支气管炎咳嗽。

13.芝麻油20毫升，醋50毫升，鸡蛋1个，油炒鸡蛋加醋炖，吃蛋喝汤，早晚各1次。功效：补肺气，止咳化痰，润肠通便，消积解毒。用于治疗支气管炎。

14.橄榄400克，萝卜500～1000克，煎汤代茶饮任意饮服。功效：健脾消食，止咳化痰，顺气利尿，清热解毒。用于治疗支气管炎。

15.萝卜丝蛋汤。白萝卜250克，鸡蛋2个，蒜3瓣，麻油及调料适量。萝卜切丝。鸡蛋打入碗内，搅匀。蒜拍破，剁成蓉。植物油烧热，爆香蒜茸，放入萝卜丝略炒，加水煮沸5分钟，再放入蛋液，调入精盐、味精，勾薄芡，淋入麻油，撒上葱末即成。功效：降气化痰，润肺补虚。适于老年肺虚咳嗽及急、慢性支气管炎等。忌同时服用首乌、地黄等药物。

16.白菜干腐皮红枣汤。白菜干100克，腐皮50克，红枣10个。将以上原料同置锅内，加水适量煮汤，加油、盐调味，佐餐服食。功效：清肺润燥，滋阴养胃。适于老年慢性支气管炎干咳、秋冬肺燥咳嗽及胃热肠燥、大便干结等。

17.白果小排汤。小排骨500克，白果30克，调料适量。小排骨洗净，加黄酒、姜片、水适量，文火焖煮90分钟。白果去壳及红衣，加于汤内，加盐调味，再煮15分钟，加味精调匀，撒上葱末即成。功效：止咳平喘。适用于老年慢性支气管炎咳嗽、痰多气喘等。

七、肺炎患者的护理

老人在冬春季节最易患肺炎，尤其是患慢性支气管炎、肺气肿、冠心病、糖尿病，以及因中风、骨折长期卧床的老人。

老人一旦发生肺部炎症，不易痊愈，而且常导致肺功能不全或心力衰竭，甚至造成死亡。由此可见，肺炎是严重威胁老人健康与长寿的大敌。老人肺炎因症状不典型，常易被忽视和误诊。

（一）应警惕引发肺炎的可能情况

老人如果出现以下情况，应警惕有患肺炎的可能：

（1）感冒后久治不愈，出现呼吸急促、胸闷、口唇及指甲发紫，脉搏加速、细弱。

（2）慢性支气管炎病人出现咳痰增多，痰色变黄稠，呼吸加快。

（3）原因不明的食欲明显减退，恶心，呕吐，四肢软弱无力。

（4）原因不明的精神萎靡、疲倦、乏力或躁狂多动、嗜睡等。

（5）原因不明的气急，不能平卧，下肢浮肿，肝区胀痛。

老人如出现上述情况，即使无发热，肺部听诊无罗音出现，白细胞正常，也应常规做胸部X线检查，以免误诊、漏诊、延误治疗。老人患感冒，一定要重视，切勿大意，应及时去医院诊治。

（二）老人肺炎的一般护理

（1）要让老人在力所能及的情况下，积极参加体育锻炼，以增强体质，提高耐寒、抗病能力。

（2）要让老人适当多吃些滋阴润肺的食品，如梨、百合、木耳、萝卜、芝麻等。

（3）要注意居室卫生。居室要保持清洁，空气新鲜，阳光充足，定期采用食醋熏蒸消毒。要注意保暖，以防寒邪侵袭，诱发感冒。

（4）要注意保暖，当气温急剧变化时，应及时给老人增减衣服。老人的前胸后背不要受凉，最好穿着一件马甲，否则易加重病情。

（5）保持口腔卫生。

（6）保持呼吸道畅通。

（7）要增强呼吸功能。逐渐由胸式呼吸转为腹式呼吸，即呼吸时鼓肚子以使腹肌下降，气沉丹田，动作力求悠而慢，以增强呼吸深度。

八、消化性溃疡患者的护理

消化性溃疡病是一种常见的疾病，也是老人易发的疾病。但其症状多不典型，有的仅有上腹不适、有膨胀感等，约1/3的老年病人没有症状，有的一发病就是胃出血或穿孔，所以应加以注意。

（一）消化性溃疡有哪些预警信号

虽然有些部位消化性溃疡可以无声无息地以出血为首发症状出现，但多数都有较长时间的临床症状。常见的有：

1.疼痛

疼痛是消化性溃疡病人的主要症状。典型的胃溃疡疼痛表现为：上腹隐痛、灼痛、胀痛，多为轻到中度疼痛，疼痛多在餐后半小时到一小时出现，部分病人可在进食后即刻引起疼痛，进食不能缓解疼痛。胃溃疡的疼痛可概括为：上腹疼痛—进食—疼痛不缓解，反而加重。

典型的十二指肠溃疡疼痛则表现为饥饿性疼痛，多发生在餐前或半夜的疼痛，进食后疼痛可减轻。十二指肠溃疡的疼痛可概括为：上腹疼痛—进食—疼痛缓解。当溃疡发生穿孔或者癌变时，疼痛性质发生改变。部分溃疡病人可无疼痛表现。

2.消化不良

大多数溃疡都表现为消化不良，主要有上腹部胀满、食欲不振、嗳气、反酸等症状。

（二）心理护理

家人与养老护理员应主动与病人交流，并耐心听其主诉，了解他们不同的想法和心理状态，给予解释疏导。

（三）按时服药

（1）应照顾病人遵医嘱按时服药。

（2）用药期间应注意病人有无头昏、嗜睡等不良现象。

（四）饮食护理

饮食护理是治疗老年消化性溃疡的一个重要环节，若能合理安排饮食可以促进食物的消化和营养的吸收，减少和避免并发症，促进溃疡愈合。

（1）在饮食上应少食多餐、定时定量，食物制作时要稀、软、熟、烂、少渣、易于消化吸收；避免过冷、过热、过酸、过咸、粗糙的饮食，戒烟、酒、浓茶，饮食有节。

（2）溃疡病病人发病严重时，应进流食，如牛奶、豆浆、米粉、蛋汤等，但不宜多食，病情好转可改为半流食、软食或无渣饮食，如面条、稠藕粉、蒸鸡蛋羹、稠粥等。待病情好转，逐步增加食物的品种和用量，直至过渡到普通饮食。

（3）饮食要清洁，因老人胃酸分泌减少，吃进不洁饮食后容易引起肠道出血，因此要注意饮食卫生。

（五）症状观察与护理

1.恶心呕吐

（1）呕吐时协助病人坐起。卧床不起的取侧卧位，头侧向一边，以免呕吐物呛入呼吸道而窒息，或引起吸入性肺炎。

（2）呕吐后用清水漱口，并将被呕吐物污染的衣物、被单等换掉。

（3）注意呕吐物的量、颜色、气味、性质及呕吐次数。

2.腹痛、腹胀

（1）了解腹痛的部位、性质，腹痛间隔时间，是否伴有呕吐、腹泻，腹部是否起包块，有否发热。

（2）随时注意体温、脉搏、呼吸的变化。

（3）急性腹痛未明确诊断前应禁食，禁用止痛药，立即送往医院。

（4）腹胀可在腹部做热敷，或用松节油外敷。

3.腹泻

注意大便颜色、性质以及次数，并留大便标本，以便去医院诊治时化验。

4.呕血与便血

（1）轻度出血时，病人应安静休息，并去医院检查治疗。

（2）大量出血时，病人感到头晕、心慌，大便或走路时常易晕倒，可有面色苍白、出冷汗、四肢发凉、口渴、脉搏快、体温、血压下降等休克症状。这时应让病人绝对卧床，禁食，给病人以精神安慰，消除恐惧。同时注意观察并记录呕血、便血的量、颜色、性质和出血时间，保留标本。呼叫急救或送病人去医院治疗。

5.休克

有休克症状时应迅速采取以下措施：抬高床脚，去掉枕头；采取头低卧位，密切观察病情，立即呼叫急救。注意病人的保温。如有呕血应于上腹部放置冰袋，以利于止血。

九、痛风患者的护理

痛风病病因是由于嘌呤代谢失调，尿酸浓度增高，生成尿酸钠结晶，沉积附着于关节及附近软组织，使指、趾、踝、膝等关节红肿疼痛。

（一）调整饮食

痛风病人均应调整饮食，原则为"三低一高"。

（1）低嘌呤或无嘌呤饮食可使血尿酸生成减少。痛风患者在日常生活中一定不能吃含嘌呤高的食物，避免使病情加重。在日常生活中各种食物的含嘌呤情况见下表。

日常生活中各种食物的含嘌呤情况

类别		详细举例
第一类	含嘌呤高的食物（每100g食物含嘌呤100～1000mg）	家禽家畜的肝、肾、胰、心、脑等内脏，肉馅、肉汁、肉汤、鲭鱼、凤尾鱼、沙丁鱼、鱼卵、小虾、淡菜、鹅、斑鸡、石鸡、酵母
第二类	嘌呤中等的食物（每100g食物含嘌呤75～100mg）	1.鱼类：鲤鱼、鳕鱼、大比目鱼、鲈鱼、梭鱼、贝壳类、鳗鱼及鳝鱼 2.肉食：熏火退、猪肉、牛肉、牛舌、小牛肉、兔肉、鹿肉、鸭肉、鸽子肉、鹌鹑肉、野鸡肉、火鸡肉
第三类	含嘌呤较少的食品（每100g食物含嘌呤<75mg）	1.鱼蟹类：青鱼、鲱鱼、鲑鱼、鲥鱼、金枪鱼、白鱼、龙虾、蟹、牡蛎 2.肉食：火腿、羊肉、牛肉汤、鸡、熏肉 3.麦麸：麦片、粗粮 4.蔬菜：芦笋、四季豆、青豆、豌豆、菜豆、菠菜、蘑菇、干豆类、豆腐
第四类	含嘌呤很少的食物	1.粮食：大米、小麦、小米、荞麦、玉米面、精白粉、富强粉、通心粉、面条、馒头、苏打饼干、黄油小点心

续表

类别		详细举例
第四类	含嘌呤很少的食物	2.蔬菜：白菜、卷心菜、胡萝卜、芹菜、黄瓜、茄子、甘蓝、莴笋、刀豆、南瓜、倭瓜、西葫芦、番茄、山芋、土豆、泡菜、咸菜 3.水果：各种水果 4.蛋、乳类：鲜奶、炼乳、奶酪、酸奶、麦乳精 5.饮料：汽水、茶、咖啡、可可、巧克力 6.其他：各种油脂、花生酱、洋菜冻、果酱、干果等

在痛风的急性发作期应选基本不含嘌呤的低脂食物，慢性期和无症状期可适当放宽限制。

（2）低热量饮食。蛋白质摄入每天控制在每千克体重1克，碳水化合物占总热量的50%～60%，少吃糖果，以避免超重或肥胖。

（3）低脂、低盐饮食。可防止动脉粥样硬化、高脂血症及高血压。

（4）高水分摄入。多饮水，以每天排尿量2000毫升以上为宜。有利于尿酸排泄，以防止尿酸在肾脏沉积。

（二）运动护理

适当的运动锻炼可以增加和保持关节活动范围，增加肌力，增加静力性和动力性运动耐力，减轻关节肿胀，增加骨密度，改善病人的心理状态。运动护理原则是：个别对待，循序渐进，活动时不增加疼痛。常用的运动有被动运动和主动运动。

1.被动运动

采用轻缓的方法，帮助病人进行关节各轴向运动，活动范围要达最大限度，每天至少1次，防止关节挛缩畸形。此法用于不能主动运动者，慎用于急性关节炎或严重疼痛者。

2.主动运动

（1）力量训练。以等长收缩运动为主，即运动时有肌肉收缩，但没有关节活动，适于急性关节疼痛的患者，可以提高肌肉力量，防止肌肉萎缩，还有利于缓解关节周围的肌肉痉挛。

（2）耐力运动。在肌肉力量得到提高，疼痛症状基本控制条件下进行的运动，

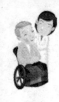
目的是改善关节功能，增加活动耐力和实际生活活动和工作能力。走路、游泳、骑车等均为适宜的运动方式。

（3）牵伸性训练。主要用于防止关节挛缩，增加关节活动范围。包括被动、助力和主动性牵伸。牵伸之前可施以热疗，以增加胶原纤维的伸展性。

3.理疗

热疗主要包括热水浴、热敷、温泉浴等，还包括微波、短波和超声波治疗。

十、中风（脑卒中）患者的护理

中风是以突然昏倒、意识不清、口渴、口吃、偏瘫为主症的一种疾病，包括现代医学的脑出血、脑血栓、脑栓塞、短暂脑缺血发作等病，是一种死亡率较高的疾病。

（一）中风的先兆

中风的先兆有头晕、头痛、肢体麻木、昏沉嗜睡、性格反常等。情绪波动、过度疲劳、用力过猛等都有可能诱发上述症状。

（二）中风后的基本护理要求

1.心理护理

（1）尊重老人，耐心倾听老人诉说，与老人谈话时声音要大，速度要慢，措辞应简短清晰，重复重点，必要时可使用辅助器材，如助听器、识字卡片等，以便很好地沟通。

（2）老人可能因偏瘫或失语而自卑、消极，或因生活不能自理导致性情急躁，护理员与家属应注意关心老人，多与老人沟通，给予老人精神及物质方面的支持，解除老人的顾虑，稳定老人的情绪，有利于老人尽快康复。

2.保持正确的姿势

正确的姿势（坐姿及睡姿）可防止组织紧缩，减少水肿现象，并有助于活动能力恢复。

（1）睡姿。中风病人睡觉时应注意以下几点：床褥不可太软；病人要用3～4个枕头去铺垫，以保持正确的睡姿；多采用侧卧在患侧的一边（如病人没有肩痛及其他不适）；夜间应采用一个可使病人安睡的位置。睡姿护理要点见下表。

睡姿护理要点

睡姿	护理要点
侧卧在中风的一边	好处是可使病人更注意患侧的肢体及增加触感 （1）作为承托头部，一个枕头已经足够 （2）背部可垫一个枕头，好侧微倾向后 （3）患侧的肩膀应向前伸展，手肘伸直，双手间可放置一个枕头 （4）患侧的髋部要伸直，膝部微曲 （5）健侧腿可放置在舒适的位置，双脚间可放置小枕头
侧卧在正常的一边	（1）头部用一个枕头承托 （2）患侧手臂及手部用枕头承托，尽量向前伸，手肘保持伸直，手部不可垂出枕边 （3）健侧的手放置在一舒适位置 （4）患侧的髋部保持伸直，膝部微曲，用枕头承托
仰卧	（1）头和躯干成一直线，将枕头垫在头和肩膀下 （2）患侧肩部要高于健侧的一边，手掌向下

（2）坐姿

✓体重要平均分布在两边臀部，不要偏坐一边。

✓背部紧靠椅背，双脚平放在地上。

✓手肘放在扶手上，手掌最好向上（如有困难则可向下），如有水肿应用枕头垫起。

 特别提示

——双足尽可能平放地面，膝及髋部成直角。

——坐椅不可太软，要有足够硬度以承托体重。

——要有扶手用以承托上臂，如无扶手可用枕头代替。

（3）变换体位。变换体位按照第五章中关于老人体位变换的方法执行。

3.预防褥疮

预防褥疮请按第三章有关预防褥疮护理的要求去做。

4.饮食护理

老人长期卧床，食欲不好，应吃些蛋羹、豆浆、牛奶、藕粉、米粥、水饺、鸡汤、细面条等易嚼、易消化而富有营养的食物。喂饭要有耐心，咽下一口再喂下一口，切不可过急，以免发生吸入性肺炎。

5.排泄护理

（1）如果瘫痪老人不习惯于卧位排尿，出现排尿困难，可用手轻轻按摩下腹，或用热水袋敷下腹，会收到一定的效果。

（2）卧床的老人由于肠蠕动减慢，常有便秘，而便秘又往往是"中风"复发的原因，故不可轻视。如3天不解大便，就应在医生指导下选用药物治疗。

6.居室环境

注意室内通风，适时增减衣服、做好保暖，防止老人感冒。

（三）中风昏迷病人的护理

1.眼的护理

对眼睑闭合不全者，每日可用1%硼酸或生理盐水洗眼1次，然后用0.25%或0.5%金霉素眼药水滴眼，并涂上金霉素眼药膏或硼酸软膏，再用纱布遮盖或带眼罩保护角膜；对眼睑闭合较好者，每日滴0.25%氯霉素眼药水或0.5%金霉素眼药水3~4次。

2.口腔护理

（1）如有假牙，应取出假牙。

（2）经常清除口腔分泌物。如果分泌物较深，应用吸引器吸出。

（3）保持呼吸道畅通。

（4）每日用浸泡过生理盐水的棉球或棉签做口腔护理，如有溃疡可涂以甲紫等药物。

3.皮肤护理

可按预防褥疮的方法护理。

4.卧位护理

应让病人取侧卧位，不要仰卧，这样可以避免分泌物、呕吐物误入气管而引起窒息。

（四）中风老人康复训练

中风老人的后遗症主要是肢体瘫痪、语言和智能障碍，因此应坚持进行康复训练，防止老人肌肉发生失用性萎缩和关节强直。语言和智能的训练也一样。

1.认知锻炼

（1）阅读锻炼。从简单的句子甚至单词开始训练，逐步加量。阅读又可以分为主动阅读与被动阅读，前者由老人主动阅读，然后检查其对内容的记忆程度，判断其智能的恢复程度。后者由护理员阅读，老人当听众，读完一定的数量后，向患者提问，检查其记忆能力。

（2）综合性的脑力训练，如搭积木，玩纸牌游戏，下棋，听广播，听音乐，看电视、电影等，练习书画，背诵诗词，简单计算，智力拼图等，以不断活跃老人的思维能力，激发老人的志趣，有助于减缓其记忆能力的衰退。

2.语言康复训练

主要用于语言障碍患者的康复。对于失去发音能力的老人，每天让其发"啊"音，或用咳嗽，或吹火柴诱导发音。对有发音能力但不能言语的老人，护理员要固定每天有计划地教几个字，不断重复，直至教会为止。让老人学教者的口形发音，先教字，然后教句子。定时给老人朗读文章，进行听觉刺激的语言训练。

3.运动功能训练

主要用于肢体功能障碍患者的康复。目的是舒展处于缩短状态的瘫痪肌肉，改善血液及淋巴循环，刺激神经营养功能。同时训练代偿功能，改善中枢神经系统对各肌群的协调控制。

（1）被动运动。被动运动应包括患肢所有关节各个方向的运动，运动幅度从小到大，争取尽量达到最大幅度。动作应平缓柔和，过快地牵伸往往激发牵张反射，使痉挛加重，粗暴地牵拉容易引起损伤。可先按摩或在温水中进行被动运动，肌肉松弛，提高活动效果。

（2）主动运动。运动应轻松平稳，先简单，后复杂。要多做放松紧张肌肉的练习，深呼吸和轻松的腹背肌运动，带动患侧肌肉、关节的活动。然后进一步做恢复协调功能的练习、四肢互相配合的运动训练等。要注意调节运动量，避免因疲劳过度而加重偏瘫病人的肌肉痉挛。

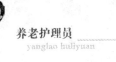

第三节 老人临终护理

一、临终和临终关怀的定义

一般由于疾病末期或意外事故造成人体主要器官的生理功能趋于衰竭，生命活动走向完结，死亡不可避免将要发生的时候，可称为临终，是生命活动的最后阶段。通常诊断生命只有6个月或不足6个月的病人。

临终关怀主要是运用医学、护理学、社会学、心理学等多学科理论与实践知识为临终患者及其家属提供的全面照护，其目的是使临终患者能够舒适、安详、有尊严、无痛苦地走完人生的最后旅程，同时使临终患者家属的身心得到保护和慰藉。

二、临终老人的生理护理

（一）护理的基本要求

1.创造清洁、整齐、舒适的休息环境

（1）温度、湿度适宜。保持室内空气新鲜，冬季温度以20～22℃为宜，湿度以50%～60%为宜，根据老人的需要和天气的变化，可以做适当调整。

（2）通风。病室每日要开窗通风，通风时不要直吹老人，如居室位置不好安排，靠窗边的老人容易吹风，可用窗帘遮挡。

（3）清洁居室。内、外卫生间按时洗刷，防止异味。床单、被套应随时清洗更换，便器不要放在床边，用后及时倾倒；有引流者，应在规定时间更换引流用具。

（4）物品。摆放整齐暂时不用的衣物存放在衣柜内或由其家属带回；室内应适当放置一些花卉，给老人一种温馨、舒适感。

（5）安静。护理人员和家属应随时保持环境的安静，做到"四轻"，不要在老人面前随便议论病情或他人病情；尊重老人的要求，不要与老人发生争执。

2．皮肤护理

保持床铺、床单、被套清洁、平整、干燥，发现被污物弄脏后，应及时更换；对于尿失禁者应给予留置导尿；老人皮肤出汗时应及时擦干并更换衣服；随时保持老人皮肤清洁、干燥；不要使用破损的便器，无论老人正常大便或便失禁，每1～2小时及便后为老人翻身或更换体位一次，必要时可用各种护垫加以保护，防止压疮的发生；做到"五勤"；经常为老人洗头，一般每周2次；为老人沐浴或擦身每周1～2次，天热时应每天擦洗；保持会阴部的清洁，每日1次；每晚用热水为老人泡脚。

3．口腔卫生

每日应给老人至少洗漱3次，并应在每次进食后协助老人漱口；危重老人应及时做好口腔护理。

4．保证足够的出入量

根据老人病情，可采取自行进食、喂食、管饲，对老人所进的食物、水分要详细记录。要严密观察老人的出入量，如尿量、痰量、出汗量及大便次数等。卧床老人出现大便困难时，可根据情况应用开塞露或灌肠。男性老年人因前列腺肥大，造成排便困难、排尿次数增多现象，在老人排尿时一定要耐心等待；女性老年人因尿道括约肌松弛，容易因咳嗽、喷嚏而遗尿，应及时更换内裤或尿布。

5．饮食护理

给予临终老人营养丰富，易于咀嚼、消化、吸收的食物；需要帮助时，一定要注意其速度、温度，以防呛噎或烫伤老人；老人需要鼻饲时，应注意观察管道是否通畅，保持食物、鼻饲物品的清洁卫生。

（二）不同类临终老人的护理

1．输液老人的护理

为了治疗疾病或补充体内营养，需要为老人输入液体时，要按护理常规的要求，观察输液情况。需要仔细观察输液的部位，经常注意针眼处有无水肿、渗血和管道接头漏水；要注意滴注的速度，一般每分钟滴注的速度不得多于60滴，以每分钟30～40滴为宜。特殊情况下，要根据滴注的药物而定速度，或遵照医嘱执行；随时观察老人输液的反应，如有心悸、气促或其他不良反应，应及时通知医生给予处理。

2．对谵语和躁动老人的护理

临终老人由于大脑软化和临终前大脑抑制功能降低，可出现谵语和躁动，也可是病情危重的征象。对这类老人应加强保护，注意安全，床边加用防护栏，以免躁动时发生坠床、摔伤；有谵语时，最好请家属共同陪伴老人，并给予家属安慰。有躁动时，还应防止输入液体的导管被脱出。

3.对患晚期癌症的老人的护理

要协助医护人员应按计划给予患者服用止痛剂，同时做好心理安慰工作。患者疼痛有出汗、烦躁时，要及时擦干汗液、更换内衣，并加强防护，防止发生意外。

（三）密切观察体温、脉搏、呼吸的变化

要遵照医嘱及时为临终老人测量体温、脉搏、呼吸，发现异常时，及时报告医生，如果患者体温持续偏低，维持在36℃以下，并且脉搏细弱、呼吸节律不齐，或出现呼吸暂停，血压持续偏低、收缩压低于90毫米汞柱，这都是生命垂危的表现，应引起高度重视；当患者出现呼吸异常时，应立即给予氧气吸入；为保持呼吸道通畅，备好吸引器。

三、临终老人的心理护理

在临终这一阶段，老人的心态变化较复杂，往往出现否认、愤怒、协议、抑郁、接受五个时期。无论哪个时期，在满足老人基本生理需要的基础上，尽量满足老人的心理需要。心理反应过程因人而异，五个阶段发生的时间和顺序并没有一定的规律，有时会同时发生，有时会重复发生，或停留在某个阶段。

（一）否认期

1.老人的表现

当老人知道自己病重面临死亡时，内心痛苦，否认，不相信、不接受现实。否认期持续时间因人而异。

2.护理措施

（1）护理员应具有真诚、忠实的态度，不要揭穿病人的防卫机制，也不要欺骗病人，让病人告诉你他所知道的情况。坦诚温和地回答病人对病情的询问，且注意医护人员对病人病情的言语一致性。

（2）经常陪伴在病人身旁，仔细倾听，适当表达同情。让病人知道你愿意和

他一起讨论他所关心的问题，更重要的是让他感到他并没有被抛弃，时刻受到护理员的关心。

（3）在与病人沟通中，护理员要注意自己的言行，尽量使用对方自己的话，在交谈中因势利导，循循善诱，使病人逐步面对现实。

（二）愤怒期

1.老人的表现

老人知道自己的病预后不佳，内心恐惧、绝望，无法接受，常迁怒于人，力争将自己的情绪转向他人。

2.护理措施

（1）尽量让病人表达其生气，让病人有宣泄情感的机会，并将病人发怒看成是一种有益健康的正常行为，在适当的时候陪伴病人使其不致认为你是因为他生气而离开他的。也不必觉得必须回答哲学上的问题，如"为什么上天如此对我"等。

（2）做好病人家属的工作，给予病人宽容、关爱和理解。

（三）协议期（讨价还价期）

1.老人的表现

老人经过一段时间的心理适应，暂时由愤怒转为平静。为了延续生命，老人开始关注自己病情并抱有希望，积极配合治疗。

2.护理措施

应尽可能满足病人的需要，即使难以实现，也要做出积极努力的姿态。

（四）抑郁期

1.老人的表现

老人知道自己身体状况逐渐恶化向死亡临近，会失落、伤感、哭泣等。

2.护理措施

（1）护理员应多给予同情和照顾，经常陪伴病人，允许其用不同方式宣泄情感，如忧伤、哭泣等。

（2）给予精神支持，尽量满足病人的合理要求，安排亲朋好友见面、相聚，并尽量让家属陪伴身旁。

（3）注意安全，预防病人的自杀倾向。

（4）若病人因心情忧郁忽视个人清洁卫生，护理员应协助和鼓励病人保持身体的清洁与舒适。

（五）接受期

1.老人的表现

老人对即将面临的死亡有所准备，开始处理一切未完事宜。身心极度疲劳衰弱，常处于嗜睡状态，平静。

2.护理措施

（1）尊重病人，不要强迫与其交谈，给予临终病人安静、明亮、单独的环境，减少外界干扰。

（2）继续保持对病人的关心、支持，加强生活护理，让其安详、平静地离开人间。

四、濒临死亡的体征观察

（一）濒临死亡期（临终状态）

濒临死亡期是一种临终状态，此期各个系统的功能严重障碍，表现意识模糊或消失、反应迟钝、心跳减弱、血压下降、呼吸微弱或出现潮式呼吸。潮式呼吸是指由浅慢到深快，再由深快到浅慢的呼吸，之后呼吸暂停一段时间，再开始上述新的周期性呼吸。

（二）临床死亡期

心跳、呼吸完全停止，瞳孔散大固定，各种反射消失。大脑处于深度抑制状态，机体内各种组织细胞仍有微弱而短暂的代谢活动（持续5～6分钟）。

（三）生物学死亡期

生物学死亡期是死亡过程的最后一个阶段，指全脑死亡、细胞死亡或分子死亡。此期人体的整个中枢神经系统和各个器官的新陈代谢相继停止，机体不能再复活。即呼吸、心跳停止后大脑的死亡。会发生尸冷、尸斑、尸僵、尸体腐败的相应变化（死后6～10小时出现）。

五、尸体护理

尸体护理的目的是保持尸体清洁、姿势良好，以维持良好的尸体外观；使尸体易于辨认；使家属得到安慰，减轻哀痛。

（一）用物准备

治疗车上层准备：尸袍（或尸体衣裤）、尸单、血管钳、不脱脂棉球、剪刀、尸体识别卡3张、梳子、松节油、绷带、毛巾、弯盘、有伤口者备换药敷料、必要时备隔离衣、手套（护理传染病死亡者）等。

治疗车下层准备：面盆、热水等。

（二）实施步骤

（1）洗手、戴口罩，填写尸体识别卡。

（2）备齐用物携至床旁，可减少多次进出病房而引起家属的不安，向家属解释并劝其离开。

（3）房用屏风遮挡，可维护死者的隐私或影响同病室其他病人的情绪。

（4）撤去一切治疗用物（如输液管、氧气管、导尿管等），将床放平，使尸体仰卧，头下置一枕头，可防止面部瘀血变色。

（5）取出棉胎，用被套遮盖尸体，减少暴露。

（6）洗脸，闭合口、眼。若眼睑不能闭合，可用毛巾热湿敷或上眼睑下垫少许棉花，使上眼睑下垂闭合。嘴不能闭紧者，轻揉下颌或用四头带托起下颌。

（7）有义齿者代为装上，可避免脸型改变，使脸部稍显丰满，维持良好的外观。

（8）用血管钳夹取棉花填塞口、鼻、耳等。

（9）脱去衣裤，用热水依次擦净上肢、胸、腹、背部和下肢，如有胶布痕迹，用松节油擦净。

（10）有伤口者更换敷料，有引流管者应拔出引流管，缝合伤口或用蝶形胶布封闭并包扎。

（11）用血管钳夹取棉花填塞肛门、阴道等孔道，防止体液外溢，注意棉花不得外露。

（12）将一张尸体识别卡系在尸体右手腕部，穿上死袍（尸衣裤），为死者梳头。

（13）用尸单包裹尸体，死单上下两角遮盖头部和脚，再用左右两角把尸体包严。

（14）用绷带在胸部、腰部、踝部固定牢固，将第二张尸体识别卡缚在尸体腰前的尸单上，便于尸体运送及识别。

(15) 移尸体于平车上，盖上大单，送往太平间。

(16) 处理床单。

(17) 整理病历，完成各项记录。

(18) 整理病人遗物交家属，若家属不在，应由两人清点后，列出清单交护士长保管。

本章习题：

1.老年性疾病有哪些特点？

2.常见的老年性疾病有哪些？

3.老年心绞痛有哪些特殊信号？发作时该如何护理？

4.怎样观察老人是否有糖尿病？该怎样护理糖尿病病人？如何预防糖尿病的各项并发症？

5.有震颤性麻痹的老人如何护理？

6.老年痴呆病人该如何护理？

7.高血压病人发病时如何护理？

8.慢性支气管炎病人需何时观察病情与护理？

9.哪些情况应警惕肺炎的可能？老人有肺炎该如何护理？

10.消化性溃疡有哪些预警信号？该如何护理？

11.老人痛风该怎样护理？

12.老人中风（脑卒中）该如何护理？

13.如何对临终老人进行生理护理？

14.如何对临终老人进行心理护理？

测 试 题 一

一、判断题（共15分，每题1.5分。判断以下各题，正确的请在括号中打"√"，错误的打"×"）

（　）1.测量血压前应使老人应安静休息15分钟以上，保证情绪稳定。

（　）2.为保证治疗效果，拔火罐时间要长一点，至少要30分钟。

（　）3.使用氧气时应远离烟火、热源或温度过高、过低、潮湿的环境。

（　）4.有上肢功能或视力障碍的老人吃起饭来很吃力，就直接喂饭给他们吃，这才算服务到位。

（　）5.老人的内衣和睡衣要勤换，夏天一般每天更换，冬天则2～3天更换一次。

（　）6.老人居室冬季室温要保持在18～22℃，夏季以25～28℃为宜。湿度要达到40%～60%。

（　）7.皮肤过敏及患皮肤病的人、久病及极度虚弱的人最好不要刮痧。

（　）8.给老人垫尿布时，女性前边的部位要垫厚，男性后边的部位要垫厚。

（　）9.为保证疗效，每副中药最好煎四五次。

（　）10.可以为患支气管炎的老人经常做一点润肺银耳汤、白果小排汤、萝卜杏仁煮牛肺。

二、选择题（共20分，每题2分）

1.对于自己不能活动或长期卧床的老人，要保持床铺平整、清洁，定时更换卧位，一般（　）翻身一次。

　　A.2小时　　　　　B.1小时　　　　C.3小时　　　　D.30分钟

2.测量体温前，应用拇指和食指握紧体温计上端，手腕急速向下向外甩动，将水银柱甩到（　）℃以下。

　　A.25　　　　　　　B.35　　　　　　C.36　　　　　　D.37

3.医嘱上说服药一日3次，意思是（　）。

　　A.白天把三次药服完，夜里不用服

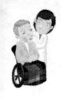
B.每8小时服一次

C.三餐时服用

D.不要注意时间，只要服三次就可以

4.关于老人服药护理，正确的说法有（　　）。

A.注意药袋(瓶)上所标明的是饭前服还是饭后服

B.最好用白开水送服药物

C.注意有无饮食禁忌

D.不应与酒、茶同服，但可以与牛奶同服

E.要了解所服药物可能产生的不良反应

5.老人的饮食要注意"四低、一高、一适当"，指的是（　　）。

A.低脂肪　　　　B.低胆固醇　　　C.低盐、低糖　　D.适当量蛋白质

E.高纤维素饮食

6.老人若排出以下（　　）粪便，护理员则要高度注意，提醒其家人带老人去化验、检查。

A.柏油样大便　　B.鲜血样大便　　C.脓血大便　　　D.咖啡样大便

E.黏液大便

7.以下食物中（　　）含嘌呤很少。

A.肝、鱼卵　　　B.大米、小麦　C.山芋、胡萝卜D.各种水果

E.鸽子肉、牛肉、猪肉

8.以下（　　）适用热水袋法。

A.脏器出血，软组织挫伤、扭伤或砸伤初期（前三天）

B.解痉、镇痛、保暖

C.急性腹痛诊断未明前

D.面部三角区感染化脓

E.皮肤湿疹

9.排便、排尿训练的方法有（　　）。

A.缩肛（提肛）法　　B.下蹲法　　C.灌肠法　　　D.中断小便法

E.热敷法

10.以下（　　）是临终老人在愤怒期的特点。

A.内心恐惧、绝望

B.失落、伤感、哭泣

C.无法接受

D.常迁怒于人，力争将自己的情绪转向他人

E.开始关注自己的病情并抱有希望，积极配合治疗

三、简答题（共25分，每题5分）

1.养老护理员应遵守哪些职业守则？

2.用餐护理的基本要求是什么？

3.脸部的清洁顺序是怎样的？

4.高血压病人发病时该怎么处理？

5.怎样预防老人洗澡时晕厥？

四、实操题（共40分，每题10分）

1.测量体温、血压，并做记录。

2.为卧床老人更换床单。

3.推坐轮椅的老人（平地推、上坡、下坡、接近人群或转弯）。

4.运用一人节力翻身法为老人翻身。

参考答案：

一、判断题

1.√　2.×　3.√　4.×　5.√　6.√　7.√　8.×　9.×　10.√

二、选择题

1.A　2.B　3.B　4.ABCE　5.ABCDE　6.ABCDE　7.BCD　8.B　9.ABC
10.ACD

三、简答题

1.答案请参考第一章第三节的相关内容。

2.答案请参考第三章第一节的相关内容。

3.答案请参考第三章第二节的相关内容。

4.答案请参考第四章第二节的相关内容。

5.答案请参考第五章第三节的相关内容。

四、实操题

1.操作方法参考第二章第一节的内容。

2.操作方法参考第三章第二节的内容。

3.操作方法参考第五章第一节的内容。

4.操作方法参考第五章第二节的内容。

测 试 题 二

一、判断题（共15分，每题1.5分。判断以下各题，正确的请在括号中打"√"，错误的打"×"）

（　　）1.测量血压前应先检查血压计有没有破损，水银柱平面应在"0"位。

（　　）2.患有支气管喘息的病人不要做蒸汽吸入疗法。

（　　）3.刮痧后半小时就可以洗澡。

（　　）4.为老人剃须的顺序是：从右至左，从下到上。

（　　）5.卧床老人应每2小时翻身1次，夜间可每3小时翻身1次。

（　　）6.在为老人进行胰岛素注射注射前，要注意观察局部组织状态，其部位应无感染、瘢痕、硬结。

（　　）7.老人跌倒后若有挫伤要用热水袋热敷伤处15分钟，以避免水肿。

（　　）8.护理员在护理老人时不可以浓妆艳抹，但是可以适当戴一些戒指、手镯。

（　　）9.腋下测温一般10分钟即可。

（　　）10.直肠给药后要叮嘱老人原姿势保持20分钟。

二、选择题（共20分，每题2分）

1.老人每日必需的护理内容有（　　）。

　A.早晚要帮助老人洗脸、刷牙

　B.对于戴有活动假牙的老人，要注意假牙的护理

　C.每晚睡前要为老人洗脚，天气热时要为老人擦身或洗澡

　D.照料饮食

　E.洗头

2.测量体温30分钟前应充分休息，避免（　　）等活动。

　A.喝水、进食　　B.洗澡、擦浴　　C.睡觉　　　　D.热敷

　E.体力活动、情绪激动

3.数脉搏一般要数1分钟：心跳在每分钟（　　）以下，称心动过缓，成人每分

钟超过（　　）以上，称心动过速。

A.70次，90次　　　　　　　　　　B.70次，110次

C.60次，100次　　　　　　　　　　D.60次，120次

E.60次，110次

4.鼻腔滴药后要叮嘱患者保持原卧位约（　　）后，方能坐起或行走。

A.2分钟　　　　　　B.3分钟　　　　C.5分钟　　　　　　D.4分钟

E.10分钟

5.在护理老饮食时要注意（　　）。

A.宜软不宜硬　　　　　　　　　　B.宜淡不宜咸

C.饭后不要马上喝茶　　　　　　　D.提醒老人饭后不要马上去走

E.提醒老人饭后不要马上吃水果

6.以下（　　）是低血糖者的现象。

A.出虚汗　　　　　　　　　　　　B.心慌、头晕

C.有饥饿感　　　　　　　　　　　D.精力不集中、眼冒金花

E.双手颤抖、下肢无力

7.老人便秘的家庭治疗方法有（　　）。

A.运动、按摩　　　B.使用栓剂　　　C.冷敷　　　　　D.灌肠法

E.热敷法

8.以下（　　）是在照顾处于抑郁期的临终老人的措施。

A.经常陪伴病人，允许其用不同方式宣泄情感，如忧伤、哭泣等

B.注意安全，预防病人的自杀倾向

C.应多给予同情和照顾

D.协助和鼓励病人保持身体的清洁与舒适

E.安排亲朋好友见面、相聚，并尽量让家属陪伴身旁

9.以下情况中的（　　）适合用冷敷法来降温。

A.局部软组织损伤早期　　　　　　B.慢性炎症

C.全身小动脉收缩　　　　　　　　D.深部组织有化脓

E.扁桃体摘除术后

10.关于老人生活护理说法正确的是（　　）。

A.一般15天左右要为老修剪一次趾甲

B.洗发水温以40～45℃为宜，如无水温计，也可用手测试，以手感到微温

但不烫即可

　　C.梳头宜早晚进行，每次5～10分钟

　　D.在老人发烧、脉搏跳动过快、血压高时不要进行擦浴

　　E.护理员每天都要注意观察老人，如发现脱水现象，就必须立刻补充水分

三、简答题（共25分，每题5分）

1.怎样对餐具进行消毒？

2.在护理老人进行淋浴、盆浴前要做好哪些准备工作？

3.老人若出现尿失禁，该怎么办？

4.怎样判断老人是否有糖尿病？

5.发现老人噎食应怎么处理？

四、实操题（共40分，每题10分）

1.数脉搏，观察呼吸，并做记录。

2.为老人护理头发。

3.为偏瘫老人脱、穿对襟上衣。

4.将偏瘫老人从床上向轮椅转移，再从轮椅向病床转移。

参考答案：

一、判断题

1.√　2.√　3.×　4.×　5.√　6.√　7.×　8.×　9.√　10.√

二、选择题

1.ABCD　2.ACDE　3.C　4.C　5.ABCDE　6.ABCDE　7.ABE　8.ABCDE

9.ACE　10.ABCDE

三、简答题

1.答案请参考第二章第二节的相关内容。

2.答案请参考第三章第二节的相关内容。

3.答案请参考第三章第五节的相关内容。

4.答案请参考第五章第三节的相关内容。

5.答案请参考第四章第二节的相关内容。

四、实操题

1.操作方法参考第二章第一节的内容。

2.操作方法参考第三章第二节的内容。

3.操作方法参考第三章第三节的内容。

4.操作方法参考第五章第一节的内容。